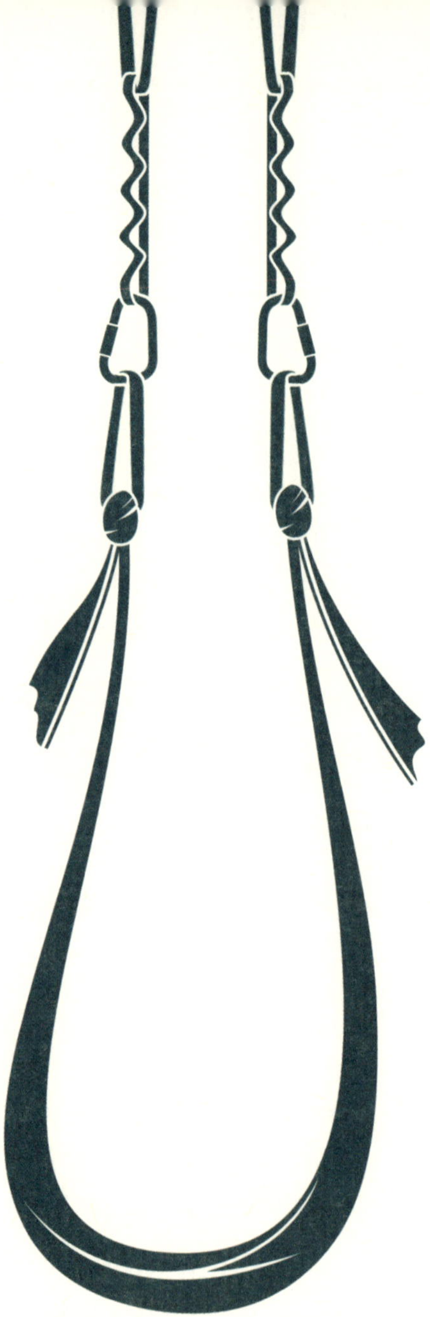

Dieses Buch wurde aus dem gesammelten Wissen der Autorin erstellt. Alle Angaben erfolgen ohne Gewähr. Die Autorin sowie der Verlag übernehmen keine Haftung für eventuelle Nachteile oder Schäden, welche aus den Informationen in diesem Buch heraus resultieren könnten.

IMPRESSUM

© Copyright:	2022 Marlene Kiepke
Erstausgabe	
Verlag:	Luftakrobatik Verlag
Verlagsnummer:	978-3-949927
Adresse:	Kornblumenweg 20, 21365 Adendorf
ISBN:	978-3-949927-02-7
E-Mail:	marlene@luftakrobatik-verlag.de
Website:	www.luftakrobatik-verlag.de
Autorin:	Marlene Kiepke
Yogatuch und Zubehör:	Luftakrobatik-Shop.de
Model:	Marlene Kiepke
Layout:	Andreas Bölscher
Design und Grafik:	Andreas Bölscher und Marlene Kiepke
Bilder:	Fotostudio Krenzien Lüneburg
Shooting Assistent:	Marco Kiepke
Bildbearbeitung:	Andreas Bölscher
Lektorat:	Dr. Sonja Vilei, Jasper Döpke und Claudia Hiestermann
Autorentext:	Anja Marwege
Figurennamen:	Beate Steinhauer, Yvonne Graf, Jasper Döpke und Marlene Kiepke
Bildentstehungsort:	Circus Tabasco Lüneburg
Testpersonen:	Kinder, Jugendliche und Erwachsene im Anfänger- bis Profibereich aus Lüneburg, sowie Beate Steinhauer, Claudia Hiestermann und Anna Oestreich
Druck:	kleinkariert medien e.K.

Bibliografische Information der Deutschen Nationalbibliothek:

Die Deutsche Nationalbibliothek verzeichnet diese Publikation in der Deutschen Nationalbiografie; detaillierte bibliografische Daten sind im Internet über dnb.d-nb.de abrufbar.

INHALT

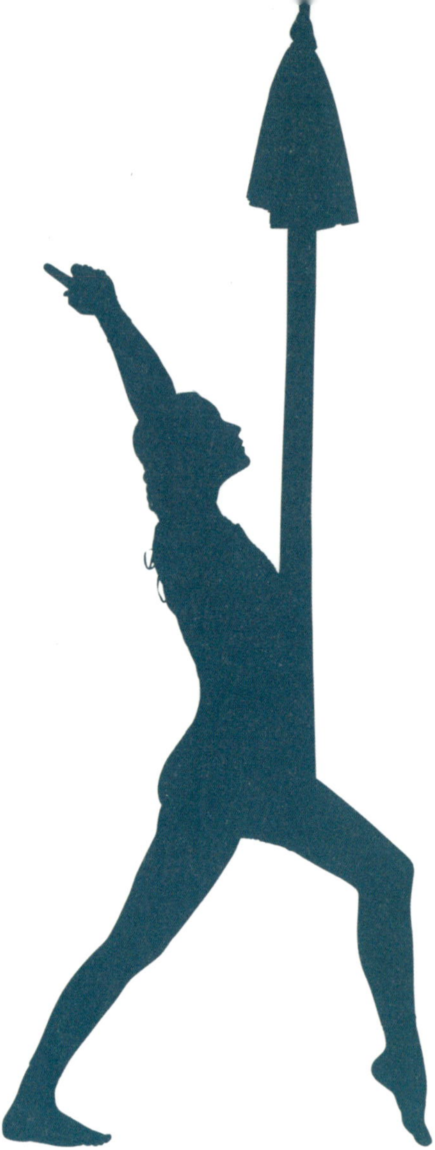

VORWORT

Luftakrobatik! Faszinierend, komplex, kraftvoll, elegant und anmutig sind seit Jahrhunderten Luftakrobaten zu bestaunen, wie sie durch die Luft zu schweben scheinen. Den Zuschauern bleibt oft der Atem stocken, wenn Luftakrobaten teils halsbrecherische Kunststücke in grazilster Bewegungsform in Vollendung präsentieren.

Welches Kind wünscht sich dabei nicht, auch einmal fliegen zu können?

In frühen Lebensjahren versuchte ich, durch Schaukeln und Klettern wenigstens für einen Moment die physikalischen Gesetze der Schwerkraft zu überlisten.
So geht es auch vielen Yoga-Praktizierenden, welche innerhalb ihrer Yoga-Flows die schwerelose Leichtigkeit der Bewegungsabfolgen spüren können.

Yoga existiert schon seit Jahrtausenden und ist besonders durch das Internet um die letzte Jahrtausendwende noch populärer geworden. Das Bewusstsein für wohltuende Bewegung und gesunde Ernährung sowie eine gute Work-Life-Balance stehen in heutigen Zeiten wohl mehr denn je im Vordergrund. Da ist es nicht verwunderlich, wenn verschiedenste Yogaarten die Herzen der Menschen beflügeln. Jeder findet seine, für sich persönlich passende Yogaform, welche mittlerweile nicht nur von Hatha Yoga und Ashtanga Yoga, sondern bis hin zu Hot Yoga und Beer Yoga reicht.

Die Luftakrobatik fand ebenso ihren Einzug in die Yogawelt und verschmolz somit zum Aerial Yoga bzw. **Luftyoga**. Zwei faszinierende Bewegungsarten treffen hierbei aufeinander und vereinen sich zu einer populären Form, welche nicht nur in Gruppen, sondern auch alleine zu Hause praktiziert wird.

Auch mich begeisterte die entspannte Bewegungsvielfalt des Luftyoga sofort, sodass ich 2014 die Ausbildung zur Luftyoga-Lehrerin absolvierte und seither mein Wissen weitergebe. Zu der Zeit war Luftyoga in Deutschland noch lange nicht so bekannt wie heute, sodass ich vergeblich nach Büchern suchte und mir deshalb vornahm, im Zuge meiner Arbeit an Luftakrobatik-Figurenbüchern auch eines für das Yogatuch zu schreiben.

Und hier ist es nun: eines von vielen Luftakrobatik-Figurenbüchern zum Stöbern, Ausprobieren, Erinnern, Inspirieren und Nachmachen! Dein Alter sowie Deine sportliche Vorerfahrung spielen hierbei keine Rolle. Luftakrobatik am Yogatuch oder hier sogar viel treffender:

„Luftyoga“ kann jeder.

LUFTYOGA

Am bekanntesten ist wohl das Wort Aerial Yoga, welches sich aus dem englischen **„aerial“** (= Luft) und dem Wort **„Yoga“** zusammensetzt. Auch „Flying Yoga“ ist ein gängiger Begriff und heißt nichts anderes als fliegendes Yoga. Luftyoga wird die beliebte Yogaform der Lüfte im deutschsprachigen Raum genannt und eben diese Bezeichnung werde ich im Weiteren verwenden. Nun, da die Begrifflichkeit geklärt ist, stellt sich vielleicht grundsätzlich die Frage, was Luftyoga eigentlich ist und was es so besonders macht.

Wie im Vorwort schon kurz angestoßen, kombiniert Luftyoga Eigenschaften der Luftakrobatik mit Yogafiguren. Hier nun eine kurze Übersicht und Abgrenzung der drei Bereiche Luftakrobatik, Yoga und Luftyoga:

Was ist Luftakrobatik?

Luftakrobatik findet in der Luft ohne Bodenkontakt an luftakrobatischen Geräten wie zum Beispiel dem Trapez oder dem Vertikaltuch statt. Einzelne Figuren werden ästhetisch zu einer Figurenabfolge mit möglichst fließenden Übergängen zusammengefügt und nach einigem Proben mit Musik und Kostüm vor einem Publikum präsentiert.

Die Bewegungen werden also innerhalb der Kraftmöglichkeiten des Luftakrobaten (meist um die 5 Min.) in verschiedensten Charakterformen, welche dem Theater gleichen, für das Publikum performt. Dies erfordert einen hohen Kraftaufwand und viel Training. Buchbare Luftakrobaten haben oft jahrelang ihren Körper geformt und ihre Koordination bis hin zum Gesichtsausdruck ihrem dargestellten Charakter entsprechend in Vollendung geschult, bevor sie das erste Mal vor einem Publikum auftreten.

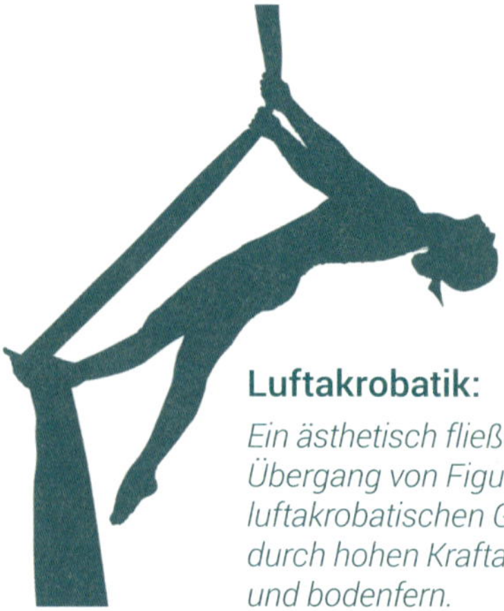

Luftakrobatik:
Ein ästhetisch fließender Übergang von Figuren an luftakrobatischen Geräten, durch hohen Kraftaufwand und bodenfern.

Durch den fehlenden Bodenkontakt müssen Luftakrobaten aus eigener Kraft ihr Körpergewicht tragen sowie klimmzugartige Bewegungsformen nutzen, um hoch und runter zu klettern. Insgesamt geht es um alltagsferne Bewegungsformen, das Gefühl vom Fliegen, und während der Auftritte natürlich den Showcharakter, wenn zum Beispiel ein Luftakrobat tausende Menschen auf einmal begeistert! Luftakrobatik hat im Gegensatz zum Yoga einen Showcharakter.

Was ist Yoga?

Klassisches Yoga wurde früher von Mönchen eingesetzt, um deren Körper zwischen langen Meditationseinheiten mobil zu halten. Es wird auch heute noch für sich selbst stehend innerhalb ca. einer Stunde ausgeübt. Jede Bewegung hat mit der Atmung und dem Körperbewusstsein des Praktizierenden zu tun und ist somit individuell nur für die Person gedacht, welche sich in der jeweiligen Yogahaltung befindet. Wer Yoga praktiziert, weiß, dass es häufig zur Beweglichkeitserhaltung und Entspannung eingesetzt wird. Ganz gleich, ob kurze oder lange Asanas (Yogaübungen), finden die Yogaeinheiten auf dem Boden der Tatsachen statt.

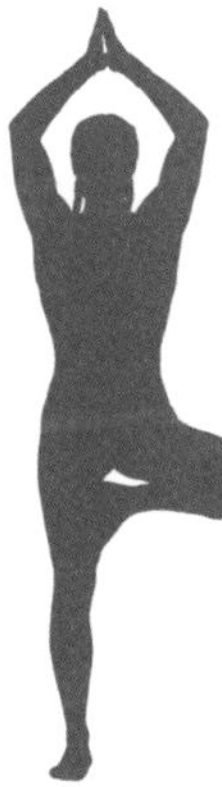

Yoga:

Bodennahe, sich wiederholende und fließende Dehn- sowie Stabilitätsübungen zur Konzentration, Körperbeherrschung und Entspannung, um Körper, Geist und Seele ins Gleichgewicht zu bringen.

Was ist Luftyoga?

Luftyoga vereint klassische Yogaübungen mit dem Element Luftakrobatik. Dadurch, dass man am und im Yogatuch hängt, ist das Gefühl vom Fliegen nicht weit. Das Yogatuch hält ein bis mehrere Gliedmaßen oder sogar den ganzen Körper über dem Boden. Dadurch, dass das Yogatuch immer hüfthoch hängt, ist der Bodenkontakt oft gegeben und auch gewollt.

Luftyoga:

Vereint typische Yogaübungen bodennah und -fern mit Figuren der Luftakrobatik am Yogatuch.

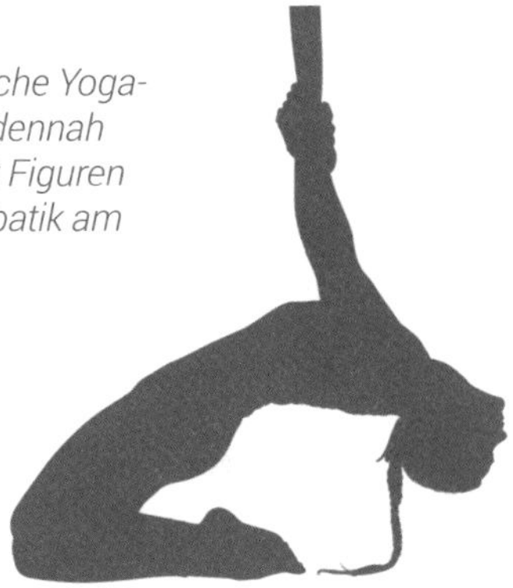

So lassen sich klassische Yogahaltungen vom Yogatuch unterstützen, um Kopfüberpositionen noch intensiver erleben zu können und in eine gezieltere Dehnung zu gelangen. Der Gleichgewichtssinn wird bei Horizontalbeschleunigungen ebenso gefordert wie bei Vertikalbeschleunigungen. Diese treten automatisch ein, sobald der Boden verlassen wird, ähnlich wie bei einer Schaukel. Dadurch, dass sich das Yogatuch bewegt, wird ununterbrochen die Tiefenmuskulatur trainiert, welche wiederum zum Beispiel für einen aufrechten Gang sorgt. Mittlerweile sind auch viele Therapeuten vom Yogatuch überzeugt und nutzen es zur Hilfestellung einer physiologisch korrekten Körperhaltung ihrer Patienten. Luftyoga erfreut sich nicht nur in Fitnessstudiokursen, sondern auch in den eigenen vier Wänden wachsender Beliebtheit!

DAS YOGATUCH

Yogatücher sind auch unter dem Namen **Hammock (= Hängematte), Fabric (= Stoff), Silk (= Seide)** und **Aerial (= Luft) Yogatuch** bekannt. Weitere Namenskombinationen existieren natürlich auch. Aus all diesen Begrifflichkeiten geht hervor, dass ein Yogatuch aus Stoff besteht, seidig aussieht und wie eine Hängematte aufgehängt ist. Yogatücher sind mittlerweile in verschiedensten Variationen erhältlich. Ganz gleich, worin sich die Tücher dieser Welt unterscheiden, bestehen sie immer aus einem langen sowie breiten Stoff und etwas, woran dieser befestigt ist.

Der Stoff:

Die Anforderungen werden durch die nötige hohe Bruchlast und die Elastizitäts-Nuancen in jede Faserrichtung extrem hoch gesetzt, weshalb sich nur sehr wenig Stoffe als Yogatuch eignen.
Die Stoffzusammensetzung variiert mittlerweile stark, da es immer unterschiedlichere Yogatücher gibt, die sich an den Vorlieben der Luftyogis orientieren. Sie bestehen entweder aus **100 % Polyester** oder **100 % Nylon** oder aus Mischgeweben aus Polyamid, Elasthan und Nylon. Die Stoffdicke wird in **DEN** gemessen und beträgt **40** bis **70 DEN.**

Ein Yogatuch trägt bereits im Namen das Wort „Tuch“, woraus für jeden deutlich zu schließen ist, dass es nicht aus Stahl, sondern aus Stoff besteht. ☻ Deshalb ist ein Yogatuch ganz besonders rücksichtsvoll und noch besser liebevoll zu behandeln. Halte es von scharfen und spitzen Gegenständen (ja, auch scharfen Fingernägeln ☻), enormer Hitze und UV-Strahlung fern. Kontrolliere es vor jedem Gebrauch auf Löcher sowie Laufmaschen.

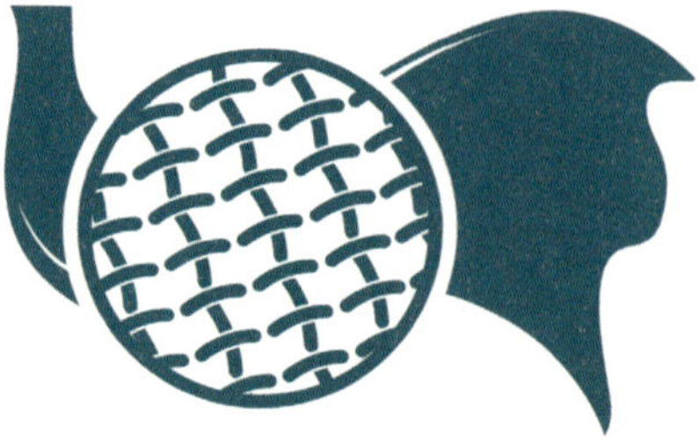

Hast Du ein winzig kleines Miniloch (kleiner als Dein Fingernagel vom kleinen Finger) im Tuch oder sogar schon eine kleine Minilaufmasche, kannst Du diese übrigens mit durchsichtigem Nagellack von beiden Seiten versiegeln, damit sich die Stelle nicht weiter vergrößert. Für Luftyoga gut geeignete Tücher sind horizontal gewebt und der Breite nach immer dehnbar! Ob ein Tuch dehnbar oder nicht dehnbar ist, bezieht sich immer auf die vertikale Länge der Tücher.

Hier habe ich die am häufigsten verwendeten Yogatücher, welche für Luftyoga geeignet sind, kurz für Dich erklärt:

Nicht dehnbare Yogatücher:

Die nicht dehnbaren Yogatücher sind für ein präzises Arbeiten sehr gut geeignet. Diese Tücher geben direkte Rückmeldungen an die Körperhaltung und sind deshalb bei Menschen mit ausgiebigen Yogaerfahrungen sehr beliebt. Das Liegen in den nicht dehnbaren Tüchern ist etwas härter, sodass der Rücken nicht in das Tuch einsinkt. Die exakte Hüfthöhe ist bei nicht dehnbaren Yogatüchern sehr einfach zu ermitteln, da sie in sich nicht nachgeben. Somit können sie ohne Vordehnung aufgehängt werden. Sehr schnelle Figurenübergänge sind in nicht dehnbaren Tüchern auch möglich, belasten bei einigen Figuren jedoch die Wirbelsäule und Gelenke stärker als bei dehnbaren Tüchern.

Dehnbare Yogatücher:

Die wenig dehnbaren Yogatücher, auch Tuchschlaufe genannt, sind mittlerweile weit verbreitet, da sie einige Vorteile in sich vereinen. Sie federn dynamische Bewegungen ab, wenn Figurenabfolgen aus dem Luftyoga schnell und spielerischer kombiniert werden. Auch die Möglichkeit, in ihnen hüpfend zu stehen, macht sie besonders bei Kindern sehr beliebt. Dadurch, dass sie etwas, wenn auch nur sehr leicht, nachgeben, ermöglichen sie ein sanfteres Arbeiten für Menschen mit Beschwerden der Wirbelsäule.

Für ein Rundum-Geborgenheitsgefühl während des Liegens im Tuch, ist das dehnbare Yogatuch ebenfalls zu empfehlen, da der Körper tiefer einsinken kann und sacht umhüllt wird. Die Höhe ist bei diesen Tüchern etwas schwieriger einzustellen, da man es mit etwas Kraftaufwand nach unten straffen muss, um die korrekte Höhe zu ermitteln, aber dazu später. ☻

Ein dehnbares Yogatuch dehnt sich je nach Gewicht der Person etwa **5–20 cm**. Erst ab einem Körpergewicht von über **80 kg** erreicht es eine Dehnung von ca. **20 cm**. Auch sind die dehnbaren Yogatücher für Luftyogaübungen durch schwere Personen eher nicht zu empfehlen, da sie in dem Fall prozentual zu stark nachgeben. Im Gebrauch unterscheidet sich ein dehnbares Yogatuch von einem nicht dehnbaren nur darin, dass es etwa auf Bauchnabelhöhe aufgehängt wird, damit es dann bei Belastung auf Hüfthöhe hängt. Insgesamt sind also die dehnbaren Yogatücher (Tuchschlaufen) für die ganze Familie geeignet, da sie nicht nur für Luftyoga geeignet sind, sondern auch einen großen Tobespaß für Kinder bieten und sogar Luftakrobatik ermöglichen.

Länge und Breite:

Die Länge eines Yogatuches orientiert sich nicht an der Körpergröße, wie viele denken, sondern eher an der Deckenhöhe.
Da Luftyoga immer bodennah stattfindet und das Yogatuch hüfthoch aufgehängt wird, ist eine Länge von vier Metern für normale Raumhöhen **(2,3 m bis 3 m)** vollkommen ausreichend. Erst ab einer Deckenhöhe von **3,5 m** ist ein fünf Meter langes Tuch zu empfehlen.

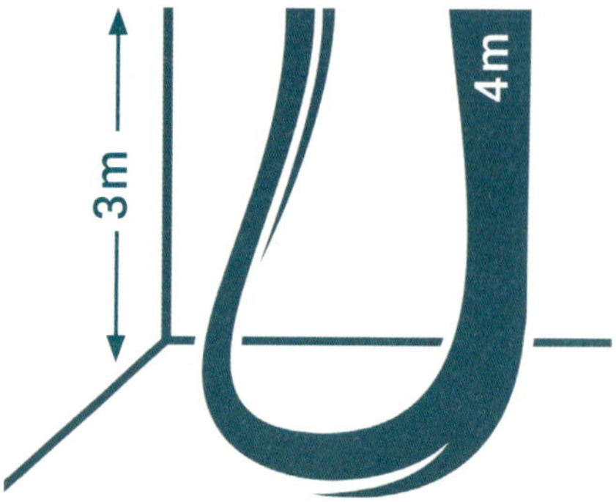

Wer noch höhere Decken hat und mehr Lust auf Tuch hat, anstatt der verlängernden Daisy Chains, kann natürlich auch sechs oder sieben Meter lange Tücher verwenden. Die Breite eines Yogatuches variiert meist zwischen **2,5 m** und **2,8 m**. Diese Länge sollte gegeben sein, damit es möglich ist, sich komplett ausgestreckt in das Tuch legen zu können, was wiederum für einige Figuren erforderlich ist. Außerdem ist damit die Schlussentspannung, bei welcher man lang im Tuch liegen kann, sehr viel entspannter, wenn keine Gliedmaßen vorne oder hinten herausfallen.

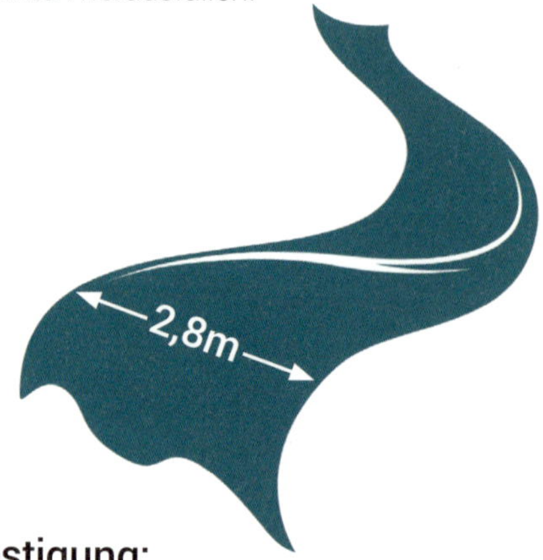

Befestigung:

Da ein Yogatuch im Grunde nichts weiter als ein sehr langes Stück Stoff ist, benötigt es weitere Komponenten, um Aufhängepunkte am Tuch zu schaffen. Die meisten binden das Yogatuch in zwei Rundschlingen ein, wofür es mittlerweile diverse Möglichkeiten gibt. Auch ist das Einbinden in Ringe oder Karabiner möglich. Ganz gleich, welche Form der Aufhängevarianten (S. 13–14) verwendet wird, ist das Yogatuch immer an beiden Enden mit einem Ankerstich-Knoten jeweils an zwei Rundschlingen befestigt und hängt somit in einer Schlaufen- oder Hängemattenform als **„U"**.

Aufhängemöglichkeiten:

Für Yogatücher gibt es zwei verschiedene Aufhängemöglichkeiten, die ich Dir kurz vorstellen möchte. Ganz gleich, welche der Möglichkeiten Du bevorzugst, ist es natürlich notwendig, ein bis zwei für Personenlasten zugelassene Deckenaufhängungen in Deiner Decke zu haben, wenn Du keine freiliegenden Balken hast.

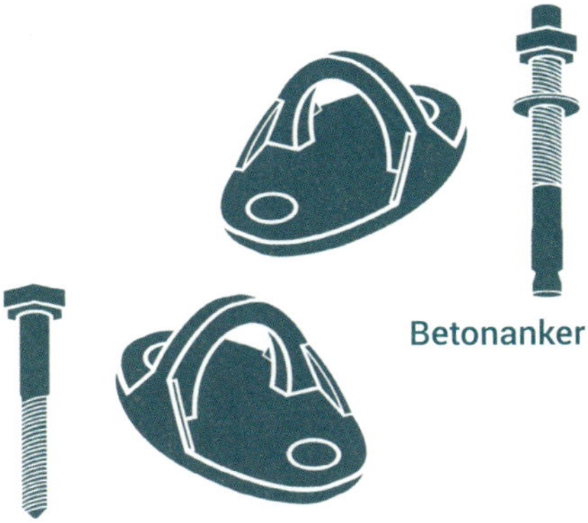

Betonanker

Holzschraube

Du könntest nun die Karabiner in jeweils eine Deckenaufhängung führen, jedoch ist es Dir somit nicht möglich, Deine perfekte Höhe einzustellen. Dafür gibt es die **Daisy Chains**, welche aussehen wie eine sehr lange Rundschlinge, die zu vielen Ösen zusammengenäht wurde. Diese führst Du durch Deine Deckenaufhängung hindurch und hakst Deinen Karabiner erst einmal in zwei kleine Schlaufen der Daisy Chain ein, um dann nachzukorrigieren.

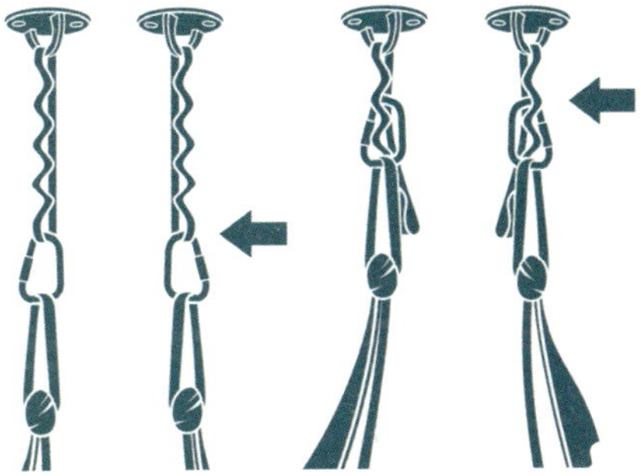

Zweipunktaufhängung:

Diese Aufhängemöglichkeit wird am meisten für klassisches Luftyoga verwendet und setzt sich, wie der Name schon vermuten lässt, aus zwei Aufhängepunkten zusammen. Das heißt in diesem Fall, dass Du schon zwei Deckenaufhängungen an Deiner Decke hast. Diese werden üblicherweise in einem schulterbreiten Abstand voneinander befestigt.
Insgesamt reicht die Spannweite des Abstandes der Yogatücher in Yogastudios von 20 cm bis hin zu einem Meter. Die **schulterbreite** Variante liegt also genau dazwischen. ☻ Nun hast Du Dein in die Rundschlingen eingebundenes Yogatuch und brauchst zwei Karabiner, welche jeweils in eine Rundschlinge geklippt werden.

Die Zweipunktaufhängung hat den Vorteil, dass Du Dich nicht drehen und deshalb strukturierter sowie präziser arbeiten kannst. Sie ermöglicht es Dir, von hinten nach vorne zu schwingen, wenn Du es willst. Wenn Du die Deckenaufhängung weiter als schulterbreit anbringst, bist Du noch stärker vor Drehungen geschützt, wohingegen es schneller passieren kann, dass Du Dich eindrehst, wenn Du die Deckenaufhängungen dicht nebeneinander befestigt hast. Du schwingst somit nicht immer gerade von vorne nach hinten, sondern hast auch leichte bis starke Links- und Rechtstendenzen während Deiner dynamischen Figuren.

Einpunktaufhängung:

Für die Einpunktaufhängung brauchst Du nur eine Deckenaufhängung, durch welche Du die Daisy Chain fädelst. Du nimmst nun beide Rundschlingen Deines eingebundenen Yogatuches und hakst einen Karabiner ein. Außerdem legst Du den Karabiner in die untere Seite eines Wirbels. Dieser ermöglicht es Dir, Dich im Yogatuch zu drehen. Die obere Seite des Wirbels wird mit dem zweiten Karabiner in die Daisy Chain eingehängt. Nun kannst Du, wie schon beschrieben, auch hier Deine optimale Höhe einstellen. Besonders bei Luftyogis mit etwas Erfahrung ist diese Art von Aufhängemöglichkeit eine weitere schöne Erfahrung, Yogafiguren in der Luft auf eine ganz dynamische Weise zu genießen. Bei Kindern ist die Einpunktaufhängung natürlich extrem beliebt, da sie es meist von Natur aus lieben, sich umherzudrehen.

Das Yogatuch im Figurenbuch:

In diesem Figurenbuch verwende ich ein dehnbares Yogatuch, weil ich darin das Sitzen und Liegen besonders genieße, da ich noch mehr darin einsinke als in nicht dehnbaren Yogatüchern. Außerdem gefielen mir die Farben sehr gut für die Farbgestaltung des Figurenbuches. Wie zuvor schon beschrieben, können dehnbare Yogatücher ebenfalls für Luftyoga verwendet werden, wenn man anfangs auf die korrekte Einstellung achtet. Ich habe mein Yogatuch „Einhorn“ mit einem Ankerstich-Knoten eingebunden und schulterbreit an zwei Punkten aufgehängt.

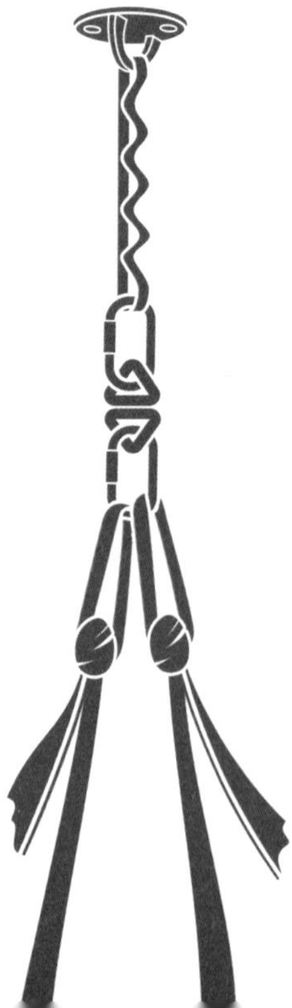

Die Sicherungskette sieht in diesem Figurenbuch wie folgt aus:

- zwei dicke **Rundschlingen** (anstatt zwei Deckenaufhängungen), welche um den Aufhängepunkt (in diesem Fall eine für Personenlasten zugelassene Stahlrohrkonstruktion) geschlungen sind
- zwei **Daisy Chains**
- zwei **Karabiner**
- zwei **Rundschlingen** (30 cm lang)
- eine **Yoga-Tuchschlaufe** Einhorn (4 m)

Ganz egal, was Du innerhalb Deiner Sicherungskette verwendest: Alle Komponenten müssen für Personenlasten zugelassen sein!

Kontrolliere alle Komponenten Deiner Sicherungskette vor jedem Gebrauch gründlich!

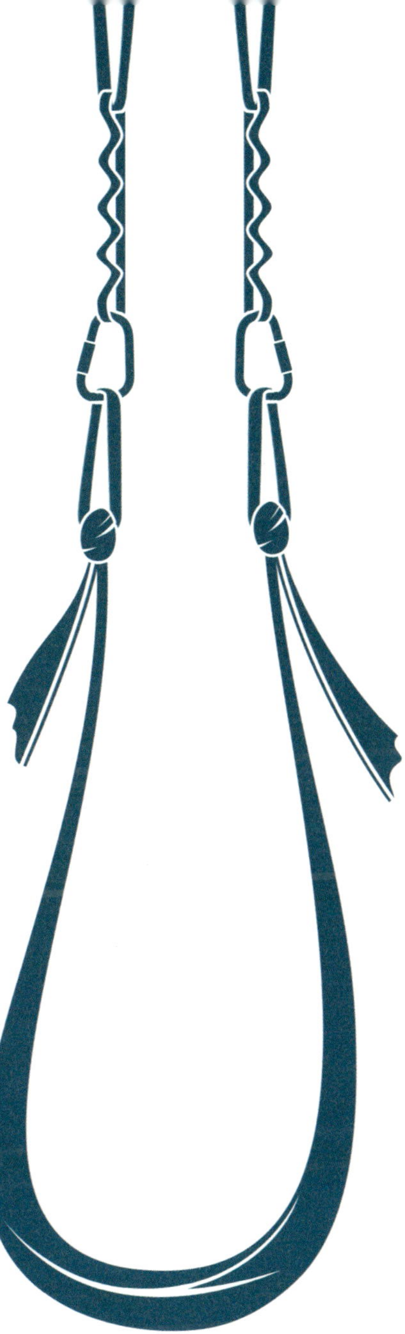

DAS FIGURENBUCH

Dieses Buch richtet sich an Luftyoga-Interessierte, die sich einen Einblick in die Möglichkeiten am Yogatuch verschaffen möchten. Auch Luftyogis mit Vorerfahrung, die noch nicht gekannte Figuren entdecken und ausprobieren wollen, werden in diesem Figurenbuch fündig. Die hier beschriebenen Figuren am Yogatuch sind für jeden zu schaffen, unabhängig von Alter, Geschlecht oder sportlichen Vorkenntnissen. Für alle Figuren in diesem Buch ist kein Spagat nötig, und auch die Kraft kommt mit dem regelmäßigen Ausprobieren und Üben von allein.

Ich beschreibe insgesamt **25 Figuren** am Yogatuch. Alle 25 Figuren sind so angeordnet, dass Du daraus einen kompletten Luftyogaflow machen kannst. Das heißt, alle Figuren von vorne bis hinten bilden eine beispielhafte Figurenabfolge für Deine Luftyogaeinheit. Deshalb baue ich immer auf die vorherige Figur auf und nehme diese als neue Startposition. Innerhalb der Beschreibungen gebe ich Dir kleine Tipps, was Du in dieser Figur machen kannst, falls Dir langweilig werden sollte. ☻

Sollte der Fall eintreten und Dir ist eine Figur noch zu schwer, dann blättere einfach weiter und steige dort wieder ein, wo es Dir lieb ist. Dies ist schließlich ein Vorschlag einer Figurenabfolge, hauptsächlich geht es ja um die einzelnen Figuren.

***

Um die jeweilige Figur vor dem Ausprobieren etwas besser einschätzen zu können, habe ich mir für Dich ein Drei-Sterne-System überlegt.

Ich habe die Figuren und Beschreibungen an mehreren Luftyogaeinsteigern und -profis getestet und von ihnen einschätzen lassen.

Ein Stern * steht für
„schnelle Erfolgserlebnisse"

Zwei Sterne ** stehen für
„etwas anspruchsvoller"

Drei Sterne *** stehen für
„erfordert Geschick und Kraft"

Das dient hier nur als Richtlinie und soll Dich vor Verletzungen schützen. Ich habe Dir für Deine Lesewonne und Stöberstruktur alle Figuren in sieben **Kapitel** unterteilt.

Jedes Kapitel visiert bestimmte Körperregionen an, welche Du innerhalb der Figuren trainierst.

Wenn Du das komplette Figurenbuch als einen gesamten Luftyoga-Flow durchmachen möchtest, habe ich Dir trotz Kapitel eine Möglichkeit zum Reinkommen aufgezeigt, mit welcher Du Deine Position in der letzten Figur nicht verlassen musst, sondern immer direkt an die vorherige Figur anschließen kannst.

Hier sind noch ein paar Dinge, die Du beachten solltest:

Trainingshinweise:

- Da ich in diesem Figurenbuch mit leichten zu anspruchsvolleren Übungen leite, wärmst Du Dich durch die einzelnen Figuren am Anfang auf. Trotzdem ist vor dem Training ein angemessenes Aufwärmen zu empfehlen, damit Du Dir keine Verletzungen zuziehst. Besonders Deine Schultern solltest Du während Deines Aufwärmens ausgiebig berücksichtigen.

- Unter Deinem Yogatuch sollte eine Yogamatte liegen, die Dir einen rutschfesten Halt bietet und Dich vor einer eventuellen Bodenkälte bewahrt, wenn Du viel Bodenkontakt hast. Außerdem ist es meist für Deine Gelenke (Knie) angenehmer, durch eine Yogamatte leicht gepolstert zu sein.

- Gute Kleidung ist ein wichtiger Bestandteil Deines Trainings. Hierfür empfehle ich Dir enganliegende Baumwollkleidung, die nicht verrutscht. Besonders Deine Kniekehlen, Seiten und Deinen unteren Rücken solltest Du bedecken, um Verbrennungen zu vermeiden! Wenn Du noch keine Erfahrungen am Yogatuch hast, empfehle ich Dir außerdem, Deine Achseln und Oberarme mit einem Baumwollstoff zu schützen.

- Eine volljährige, kompetente Person mit einem Erste-Hilfe-Schein und einem funktionierenden Telefon sollte in Deiner Sicht- und Hörweite sein. Trainiere also nie alleine und scheue Dich nicht, um Unterstützung oder Hilfe zu bitten.

Während des Trainings:

- Höre auf Deinen Körper, besonders was Deine Kraft und Dein Schmerzempfinden betrifft. Das Reinkommen in eine Figur ist die eine Sache, denke an genügend Kraftreserven, um aus der jeweiligen Figur auch wieder sicher herauszukommen.

- Dein Körper ist an physiologische Gesetze gebunden, was zum Beispiel heißt, dass Deine Gelenke (außer die Schulter) meist nur in eine Richtung biegbar sind. Beachte dies gerne auch in für Dich anstrengenden Figuren, um Deine Haltung zu korrigieren.

- „Reibung erzeugt Wärme" ist ein physikalisches Gesetz, welches ganz besonders auf schnelle Bewegungen am Yogatuch zutrifft. Stelle also sicher, dass Du noch genügend Kraft für eine Figur hast (Rein- UND Rauskommen), um Dir beim unkontrollierten Abrutschen keine Verbrennungen zuzuziehen.

- Das Yogatuch ist ebenso schön und weich wie eine Schlange. So wunderbar es sich anschmiegsam um Dich wickelt, so fest zieht es sich auch zu, was zu temporär lokalen Durchblutungsstörungen führen kann. Halte Dich also nur so lange in einer Figur, wie es sich für Dich gut anfühlt.

- Trainiere nur bei völliger körperlicher Gesundheit ohne Medikamenten- oder Drogeneinfluss. Bist Du müde oder geistig nicht bei der Sache, verschiebe Dein Training lieber auf einen anderen Tag.

Nach dem Training:

- Auch wenn nach den Figurenabfolgen in diesem Buch Dein Körper gleichmäßig beansprucht und durchgedehnt sein sollte, empfehle ich trotzdem ein gutes Abwärmen Deines Körpers in Form von Dehnübungen, welches Dich geschmeidig hält und vor Versteifungen sowie Muskelkater schützt. Beachte auch hier besonders Deine Schulterpartie. Zudem kannst Du ein paar der Figuren, welche Dir besonders guttaten, natürlich wiederholen und Dir am Ende Deiner Luftyogaeinheit eine bequeme Sitz- oder Liegeposition im oder unter dem Yogatuch suchen.

- Wasser und Essen ist besonders nach Hochleistungen des Körpers eine wunderbare Energiequelle, also vergiss nicht ausreichend zu trinken und gönne Dir nach dem Training etwas Leckeres.

- Nach dem Training ist vor dem Training und deshalb ist es wichtig, Deinem Körper etwas Erholung zu gönnen, denn Muskeln wachsen in der Ruhephase. Dein motorisches Gedächtnis speichert alles neu Gelernte und Dein Körper hat Zeit zu regenerieren, plane danach also nichts Anstrengendes ein und gehe etwas früher ins Bett. ☺

Etwas ganz Wichtiges noch zum Schluss:

Dieses Figurenbuch ist für Kinder, Erwachsene, Einsteiger und Fortgeschrittene als Ideengeber und beschriftete Figurensammlung gedacht und kein Ersatz für kompetente Lehrkräfte im Luftyoga. Für die Durchführung der Figuren bin ich nicht verantwortlich und hafte auch nicht! Ich gebe keine Garantie auf die praktische Durchführung. Höre also gut auf Deinen Körper und taste Dich langsam voran bzw. halte Dich gut fest. Dein Leben hängt an Dir und nicht an mir, ich gebe Dir lediglich Tipps, wie es mehr Spaß macht, es zu leben. ☻

Nun wünsche ich ganz viel Spaß beim (Wieder-) Entdecken und Ausprobieren der Figuren am Yogatuch!

ORIENTIERUNG AM YOGATUCH

Um die einzelnen Figuren auch anhand der Bilder besser verstehen zu können, habe ich Dir alles genau so beschrieben, wie ich auf dem Bild hänge. Denke Dich also immer in die abgebildeten Figuren hinein, um genau zu wissen, wo links und rechts ist. Kurz gesagt ist das Rechts immer von der Person am Yogatuch aus das Rechts und eben nicht das Rechts des davor stehenden Betrachters.

Wüsstest Du jetzt, was gemeint ist mit: „Führe Deine Beine von vorne außen um die Tücher, bis Deine Zehen leicht vorne unter dem Yogatuch hängen?" Wenn ich übrigens davon schreibe, Deinen Fuß zu „flexen", dann meine ich damit, dass Du Deinen Fuß angewinkelt zu Dir anziehen sollst. Deine Zehen zeigen in diesem Fall in Richtung Deines Schienbeines und das Fuß „flexen" ist somit der Gegensatz zum Fuß „strecken".

Für Dein Leseverständnis habe ich hier noch ein paar **Begrifflichkeiten** für Dich:

- **Tuch:** Damit meine ich immer nur ein einzelnes Tuch und nicht beide Tücher, z. B. „das Tuch über Dir".

- **Tücher:** Damit meine ich beide Tücher separat, z. B. „zwischen die Tücher".

- **Yogatuch:** Damit meine ich beide Tücher als eines gegriffen, z. B. „greife das Yogatuch hinter Deinem Rücken".

- **Schlaufe:** Damit meine ich den unteren Teil des Yogatuchs.

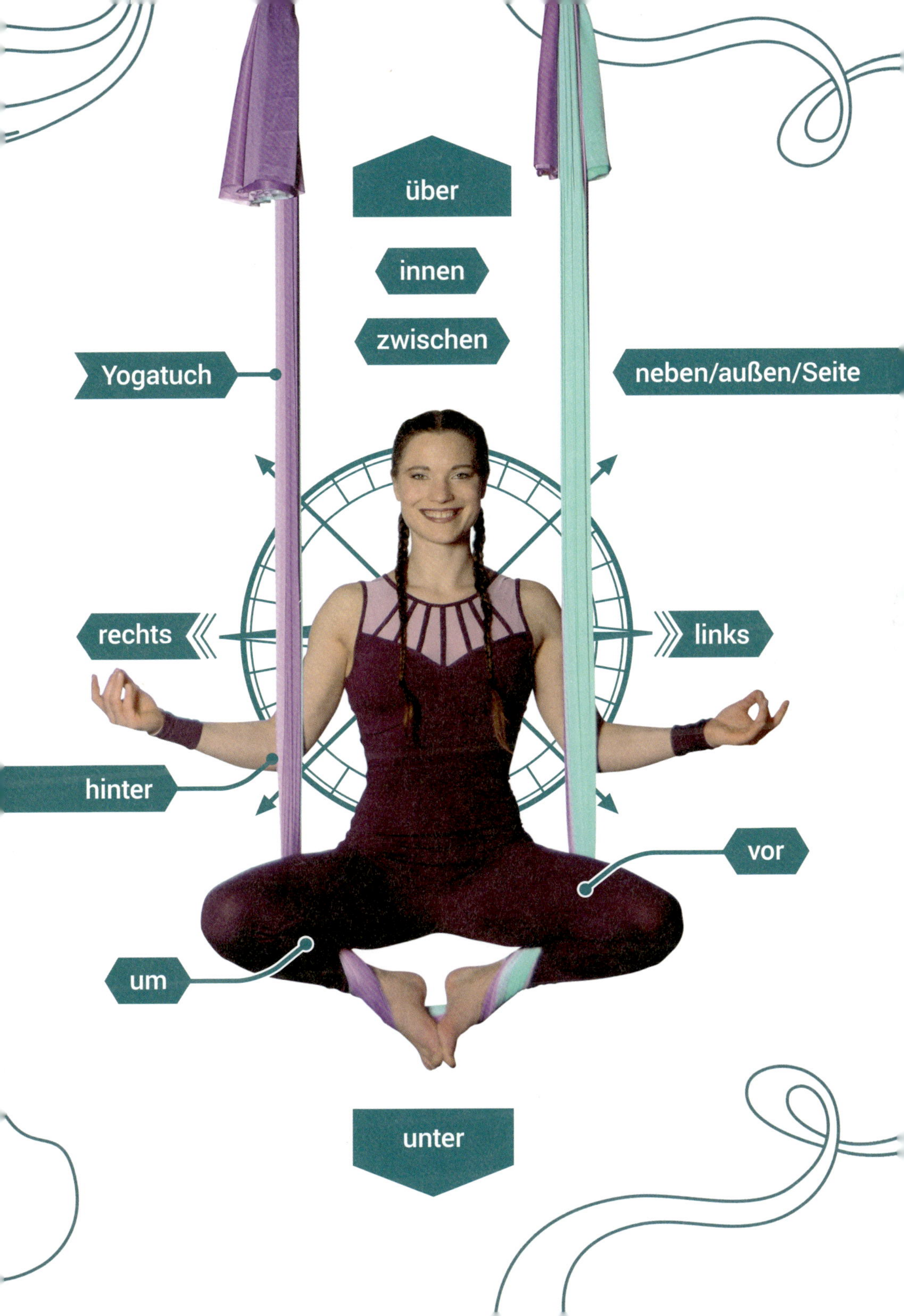
über
innen
zwischen
Yogatuch
neben/außen/Seite
rechts
links
hinter
vor
um
unter

GRUNDLAGEN

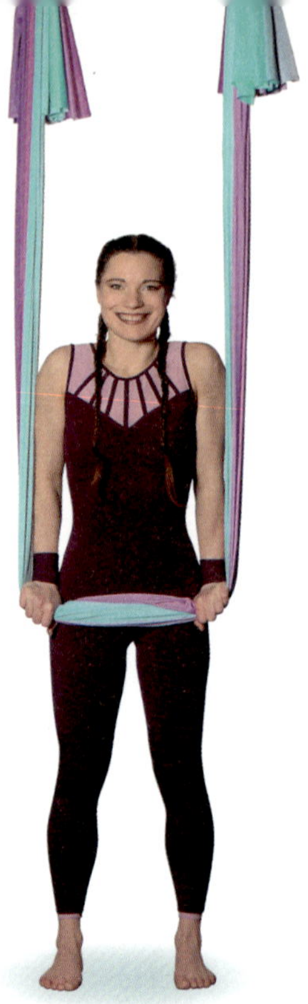

Yogatuch ausrichten:

Wenn Dein Yogatuch fertig hängt, stellst Du Dich direkt unter die Deckenaufhängungen hinter Dein Yogatuch und drückst die Schlaufe schulterbreit mit gestreckten Armen Richtung Boden. „Du stehst im Lot." Das Yogatuch sollte nun straff auf Höhe Deiner Hüftknochen liegen. Wenn es höher hängt, dann löse einen Karabiner und führe ihn in eine Öse der Daisy Chain tiefer. Ist Dein Yogatuch unter Deinen Hüftknochen, dann korrigiere Deinen Karabiner in der Daisy Chain hoch.

Wenn das nicht ausreichen sollte und Du so niedrige Decken haben solltest, dass Du keine Daisy Chain benutzen kannst, dann besteht die Möglichkeit, Deinen Karabiner jeweils direkt in die Deckenaufhängungen zu haken.

Ist das immer noch nicht ausreichend, kannst Du Deinen Ankerstich-Knoten aus den Rundschlingen lösen und den Seitenüberstand der Yogatuch-Enden verlängern. Sollte Dir dieser während Deiner Luftyogaeinheit im Weg sein, knote die Enden einfach an den Rest des Yogatuches. Wie Du das Tuch hochknotest, ist übrigens egal, Hauptsache, Du löst nicht die Knoten, in die Du Dein Yogatuch eingebunden hast.

Im Lot stehen:

Du stehst im Lot, wenn sich Dein Kopf direkt unter Deinen Deckenaufhängungen befindet. Dein Yogatuch hängt dann meistens vor Dir. Wenn ich schreibe, dass Du einen Schritt nach hinten, vorne oder zur Seite machen sollst, ist der Ausgangspunkt auch das eben erwähnte Lot. Wenn Du kopfüber im Yogatuch hängst und Deine Gliedmaßen vom Boden löst, hängst Du zum Beispiel automatisch im Lot. Auch wenn Du noch schwingst, pendelst Du früher oder später ins Lot zurück. Ab und zu sollen sich nur einzelne Körperteile im Lot befinden. Wenn ich also schreibe, „Dein rechter Fuß hängt im Lot“, richtest Du Deinen Körper danach aus oder kannst nachkorrigieren.

Yogatuch auffächern:

Vor einer Luftyogaeinheit fächerst Du das Yogatuch immer auf. Dies kann zu einem schönen Begrüßungsritual werden, denn ihr werdet schließlich die nächste Zeit sehr eng miteinander verbringen. ☻ Auffächern heißt in dem Fall, dass Du Dir die Tuchkante nimmst und das Yogatuch in einer Bewegung von rechts nach links hin und her ausschüttelst. Wenn Du feststellst, dass es in sich verdreht ist, entfalte es und fächere es noch einmal auf.

Handvoll greifen:

Bist Du im oder am Yogatuch und ich schreibe, dass Du das Tuch nun 5 Hände voll greifst, geht das so: Du greifst das aufgefächerte Yogatuch von der Tuchkante aus eine Hand voll, bis Du Deine Hand schließen kannst. Diesen Vorgang wiederholst Du noch vier Mal und wirst deutlich merken, dass Du nun viel mehr Tuch in Deiner Hand hast, als wenn Du es einfach (nur eine Handvoll) greifst. Dadurch hast Du in bestimmten Figuren deutlich mehr Halt und Kraft, da es Dir nicht so leicht entwischen kann.

KAPITEL I

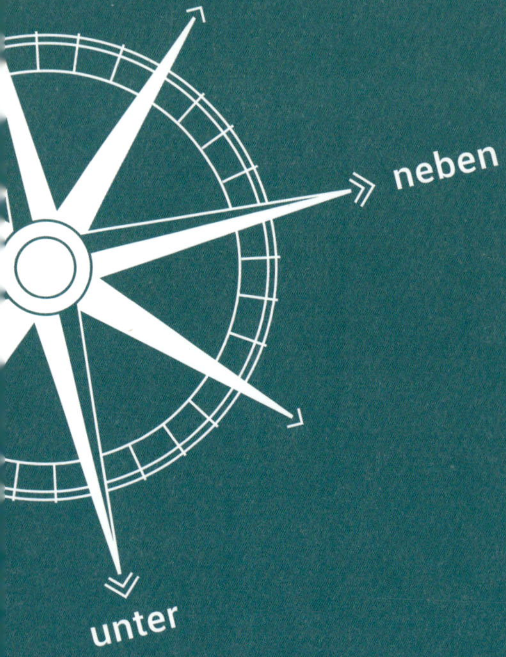

Figuren zum Aufwärmen Deiner oberen Gliedmaßen

In diesem Kapitel geht es auf Deiner Yogamatte und unter Deinem Yogatuch für Dich los. Du erlebst leichte Dehnungen im Nacken und Schulterbereich. Die Figuren im folgenden Kapitel sind dafür gedacht, Dich in Deiner Luftyogaeinheit willkommen zu heißen, sodass Du Dich vollkommen auf Deine Bewegungen am, im und mit Deinem Yogatuch einlassen kannst.

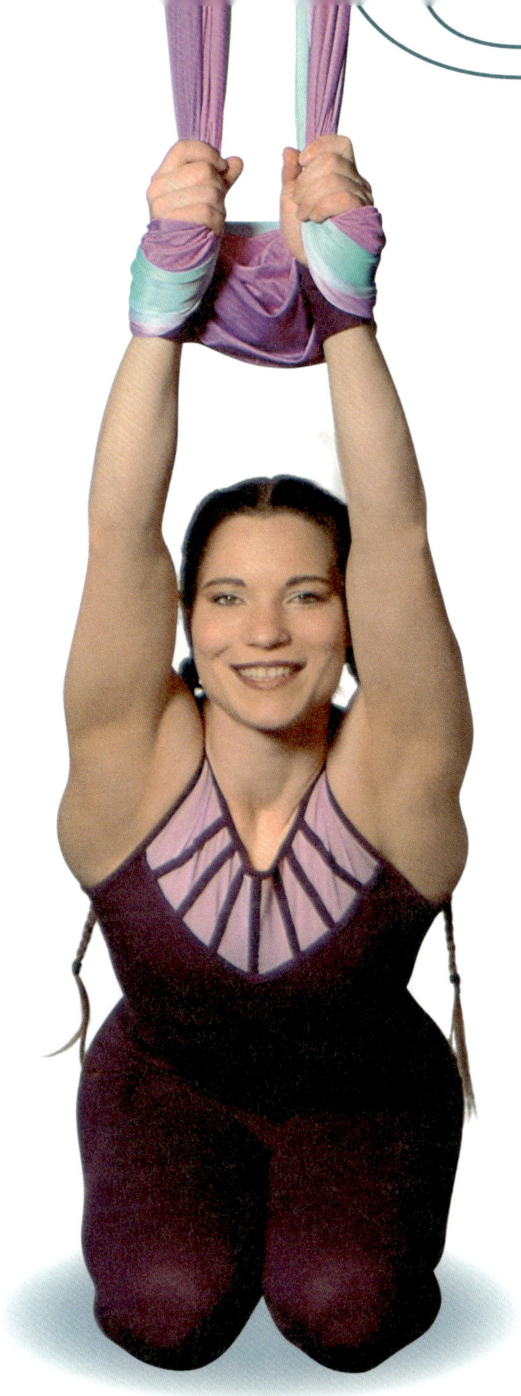

KUH
(BITILASANA)

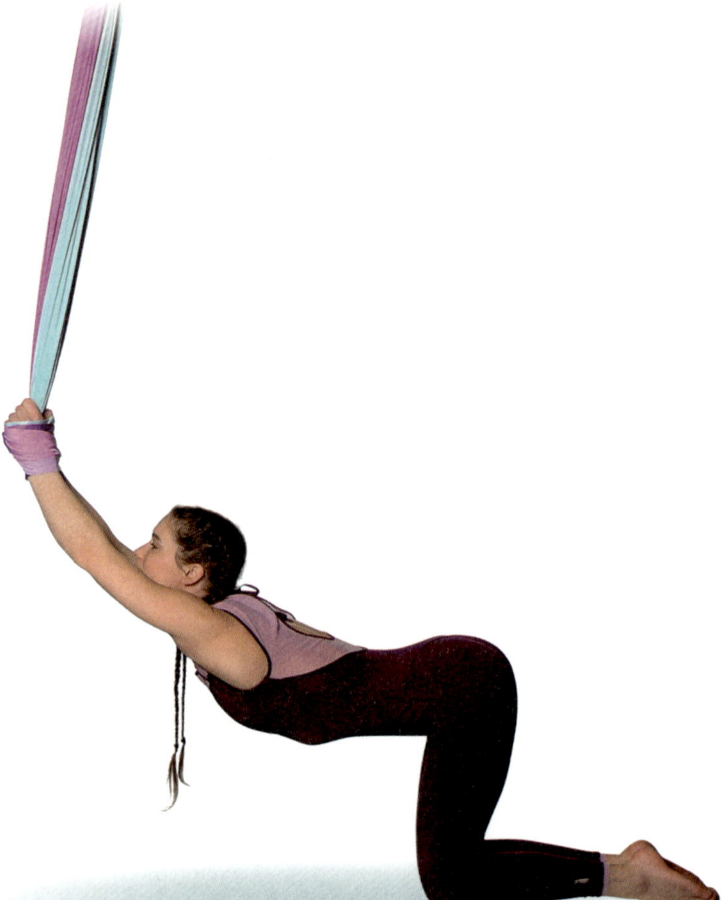

*

Reinkommen

1. Du kniest etwa hüftbreit einen kleinen Schritt weit hinter dem im Lot hängenden Yogatuch.

2. Du führst Deine Hände von vorne durch die Schlaufe und greifst die Tücher, sodass Deine Handrücken wieder zu Dir zeigen. Deine Hände rutschen nun in der Mitte der Schlaufe zusammen.

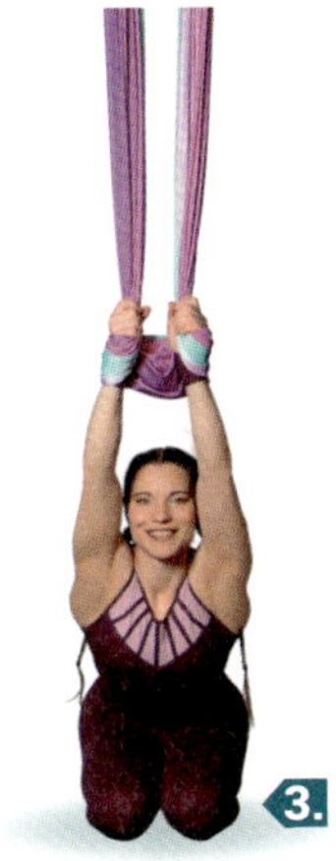

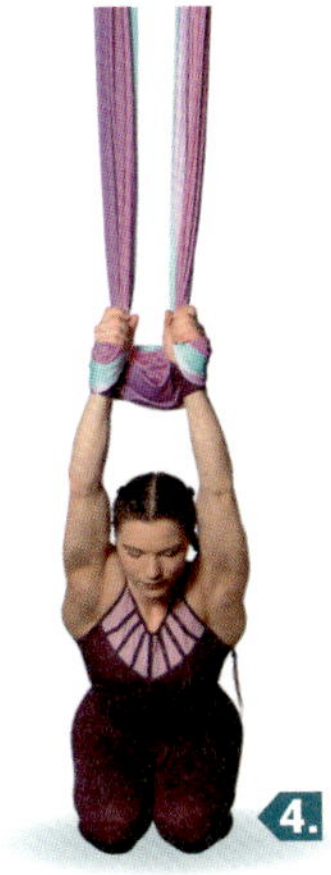

3. Du streckst Deine Arme nach vorne und drückst Deine Schultern Richtung Boden.

4. Du richtest Deine Hüfte auf und schiebst Dich mit gestreckten Armen ins Hohlkreuz.

In der Figur

1. Entspanne Deine Schulterpartie und lasse Deine Schultern beim Ausatmen stärker Richtung Boden hängen.

2. Deine Arme kannst Du gerade hängen lassen und wieder anwinkeln.

3. Dein Blick geht zu Deinen Händen und Du kannst Deinen Kopf nach Gefühl Richtung oben und unten bewegen.

Tipp:

1. Halte in der Kuh Deine Beine und Deine Hüfte im rechten Winkel zum Boden.

2. Du dehnst Deine Schulter- und Nackenpartie.

KATZE
(CAKRAVAKASANA)

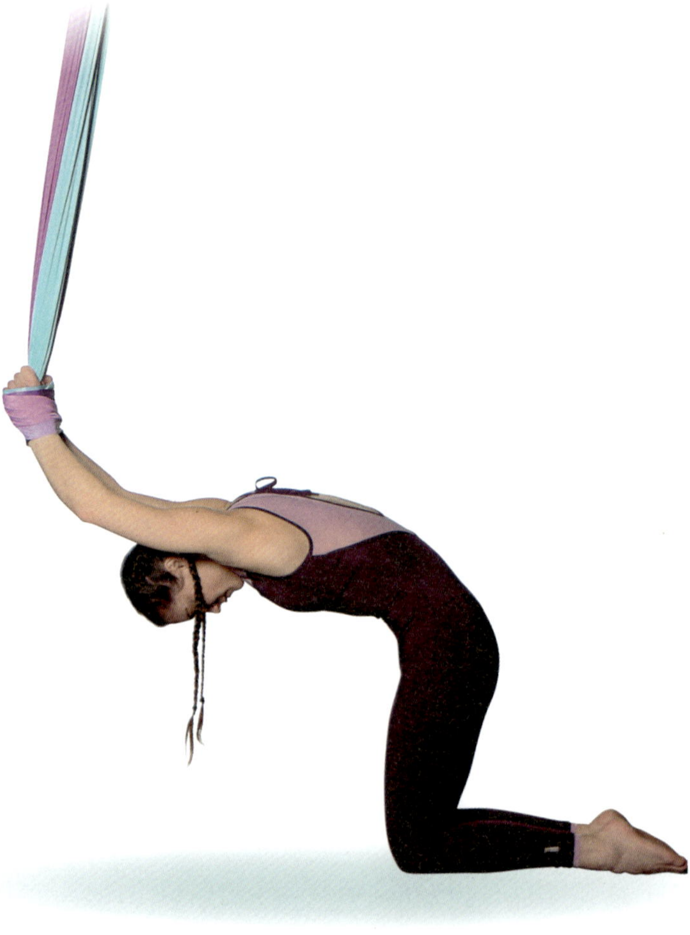

*

Reinkommen

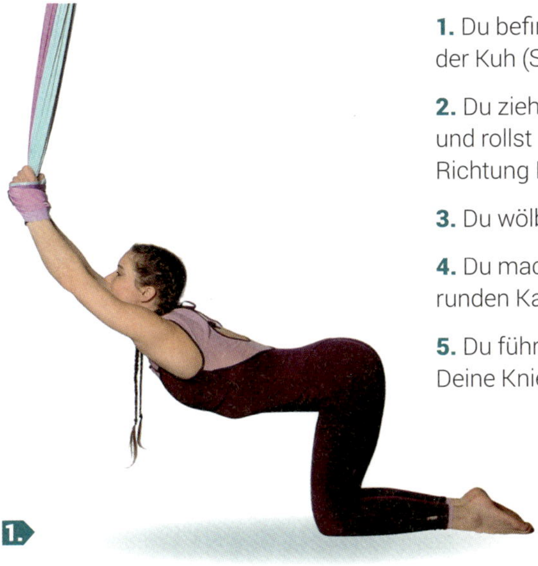

1.

1. Du befindest Dich in der Figur der Kuh (S. 26).

2. Du ziehst nun Deinen Bauch rein und rollst Deine Schultern von außen Richtung Boden.

3. Du wölbst Deinen Brustkorb nach oben.

4. Du machst mit Deinem Rücken einen runden Katzenbuckel.

5. Du führst Deinen Blick zwischen Deine Knie.

In der Figur

1. Schiebe Dich beim Einatmen noch stärker in den Katzenbuckel.

2. Beim Ausatmen kannst Du wieder in die Kuh gleiten.

3. Je nach Wohlbefinden darfst Du bei jedem Atemzug in Deinem Tempo von Katze zu Kuh und zurück wechseln.

Tipp:

Achte auch hierbei auf die rechtwinklige Stellung Deiner Beine und Hüfte.

KÖNIGSKOBRA
(VIPARITA BHUJANGASANA)

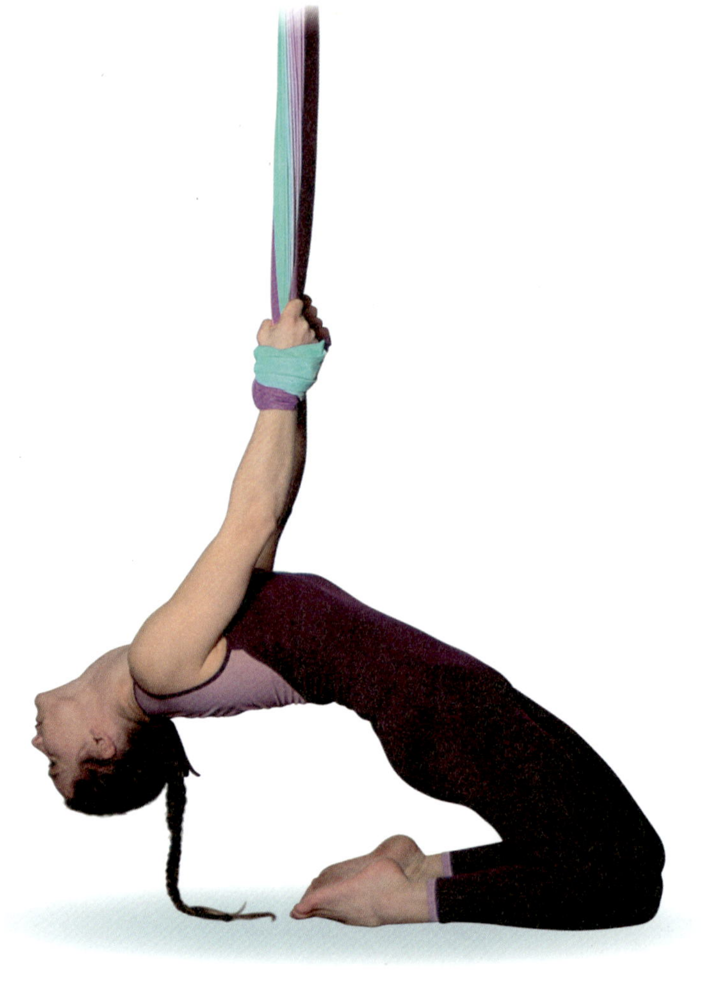

*

Reinkommen

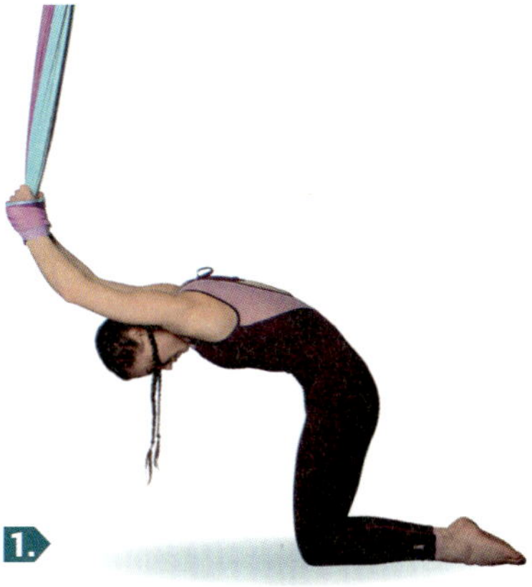

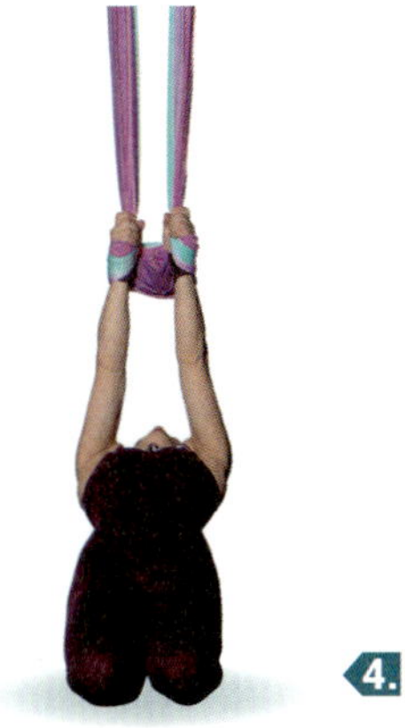

1. Du befindest Dich in der Figur der Katze (S. 28).

2. Du läufst mit Deinen Knien vor das Lot.

3. Du lässt somit Deinen Oberkörper nach hinten hängen.

4. Du lässt Deine Arme lang hängen und legst Deinen Kopf in den Nacken.

In der Figur

1. Du spannst Deinen Bauch, Dein Gesäß und Deine Schultern an und lässt Deine Arme lang.

2. Möchtest Du mehr, sind in dieser Figur leichte Klimmzugbewegungen in Deinem Tempo und Deiner Wiederholungslust möglich.

Tipp:

Lass Dich mit geradem Rücken nach hinten hängen, Deine Hüfte bleibt oben. ☻

KAPITEL 2

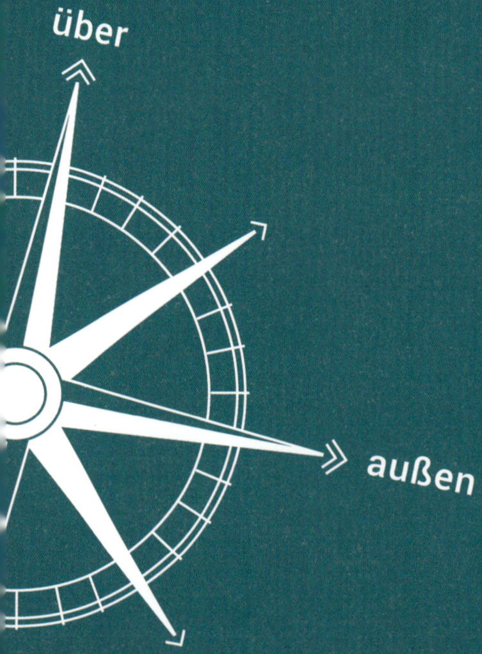

Figuren zum Aufwärmen Deiner unteren Gliedmaßen

Im zweiten Kapitel erfährst Du eine Lockerung Deiner Hüfte sowie eine leichte bis intensive Dehnung Deiner Beine. Bitte behalte für die kommenden Figuren immer im Hinterkopf, dass Dir während der Figuren nichts weh tun soll. Ein leichtes, dehnendes Ziehen soll natürlich erlaubt sein. ☻
Nach den drei beschriebenen Figuren solltest Du alle Figuren nochmal mit Deinem anderen Bein wiederholen!

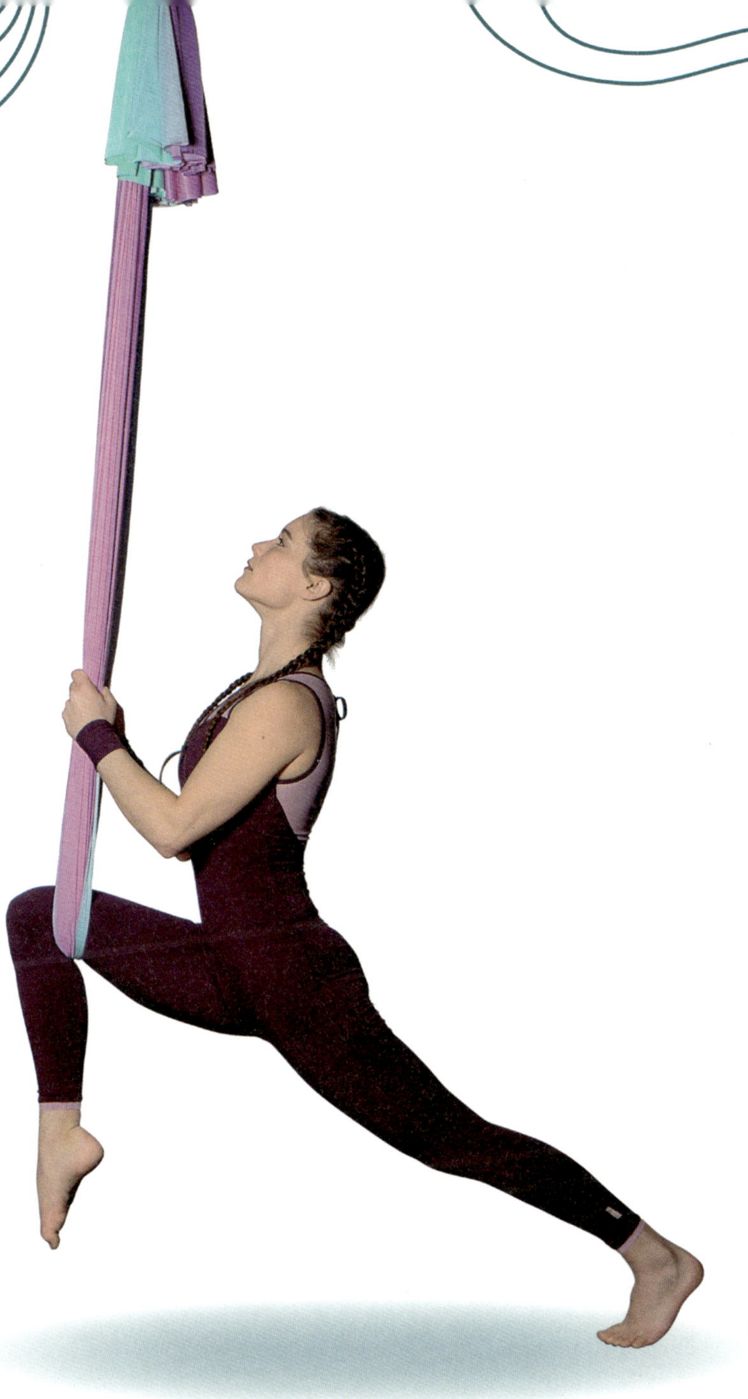

HELD
(VIRABHADRASANA 2)

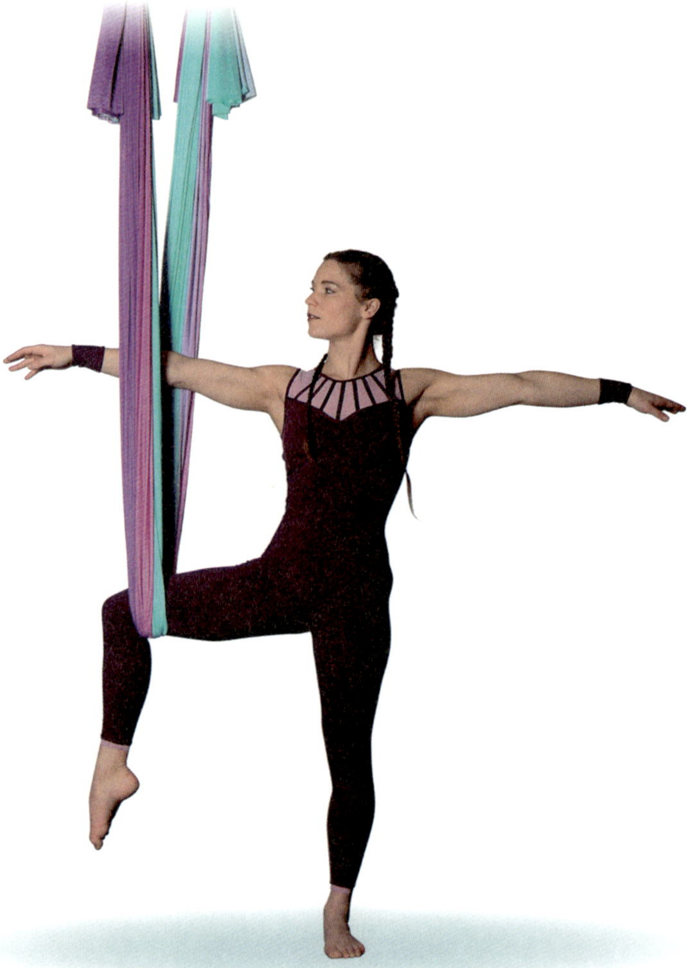

*

Reinkommen

1. Du löst Deine Hände und stellst Dich hinter dem Yogatuch ins Lot.

2. Du gehst einen Schritt nach hinten und greifst die Tücher.

3. Du legst Deine rechte Kniekehle in die Schlaufe.

4. Du drehst Deine Hüfte und Deinen linken Fuß 90 Grad zur linken Seite nach außen.

5. Du führst Deinen rechten Arm durch die Tücher und streckst Deinen linken Arm zu Deiner linken Seite.

6. Du blickst Richtung Deines rechten Armes zwischen den Tüchern hindurch.

7. Du drehst Deinen Kopf nach rechts.

In der Figur

1. Du balancierst Dich aus, um einen festen Stand zu finden.

2. Du kannst Dein rechtes Bein von links nach rechts und wieder zurückbewegen.

3. Möchtest Du mehr, kannst Du Dein rechtes Knie im Yogatuch langsam nach vorne schieben, um Deine Innenschenkel zu dehnen.

4. Dein rechter Fuß ist entspannt.

Tipp:

Deine Hüfte soll während der Bewegung gerade bleiben und durch die leichte Hin- und Herbewegung gelockert werden.

DREIECKSHALTUNG
(UTTHITA TRIKONASANA)

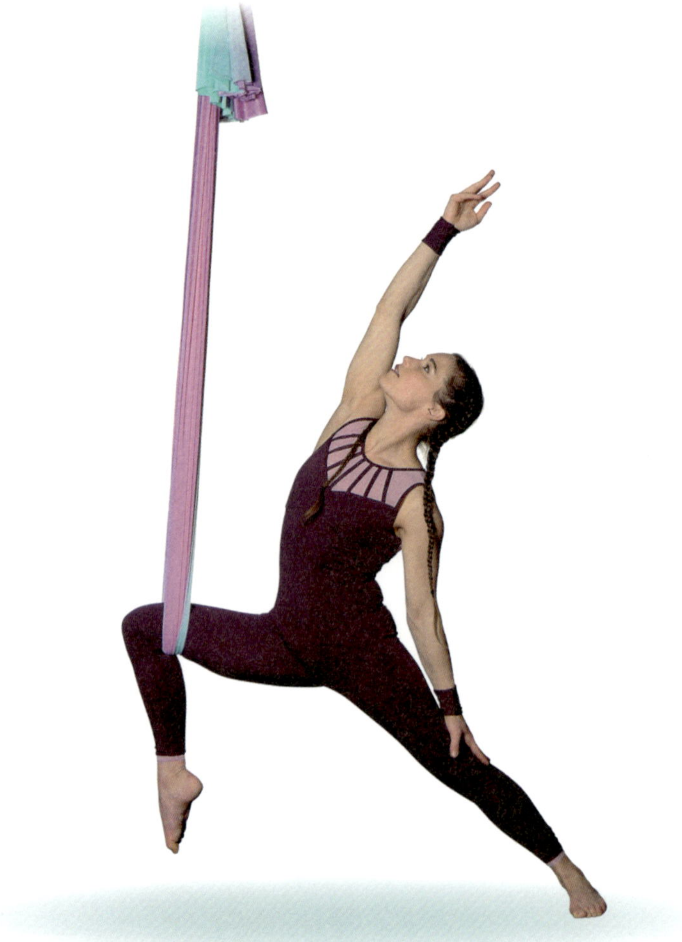

*

Reinkommen

1. Du befindest Dich im Held (S. 34).

2. Du führst Deinen rechten gestreckten Arm über Deinen Kopf nach links.

3. Du legst Deine linke Hand auf Dein linkes Bein.

4. Du hältst Deinen Rücken gerade und drehst Deinen Oberkörper nach oben ausgerichtet auf!

5. Du führst Deinen Blick nach oben.

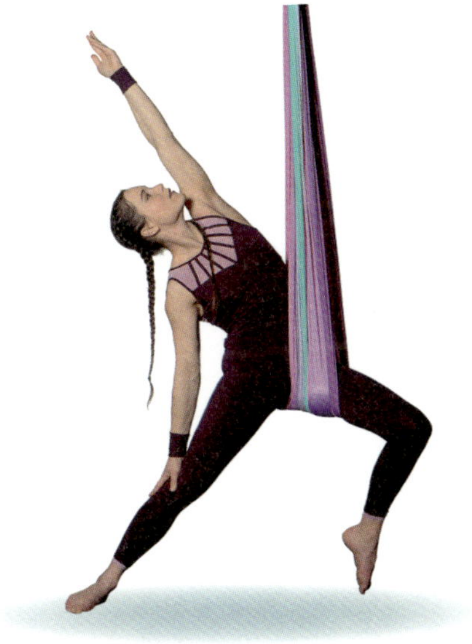

In der Figur

1. Möchtest Du eine intensivere Dehnung Deiner Beine, schiebe Dein rechtes Knie im Yogatuch stärker nach vorne.

2. Ist Dir diese Haltung noch zu wackelig, kannst Du das Yogatuch von Deiner Kniekehle in Richtung Deiner Hüfte positionieren, um stabiler zu stehen.

Tipp:

Dein Arm über Dir zieht so weit über Deinen Kopf, wie es Dir möglich ist, und Du stützt Deinen anderen Arm fest auf Dein gestrecktes Knie, um mehr Stabilität zu gewinnen, während Deine gestreckte Seite gedehnt wird.

KRIEGER
(VIRABHADRASANA I)

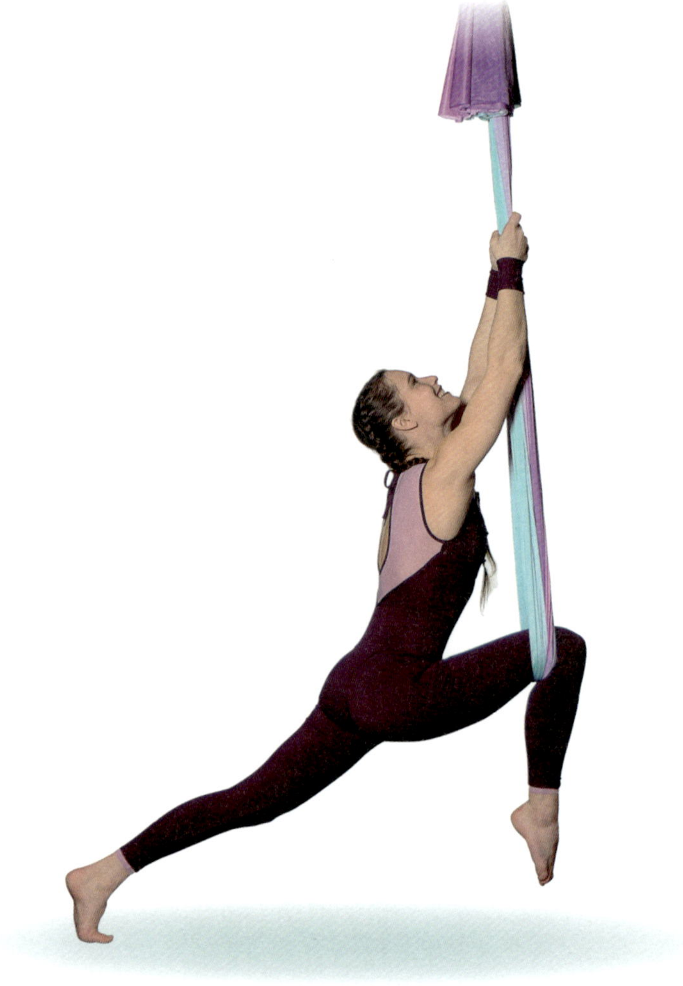

*

Reinkommen

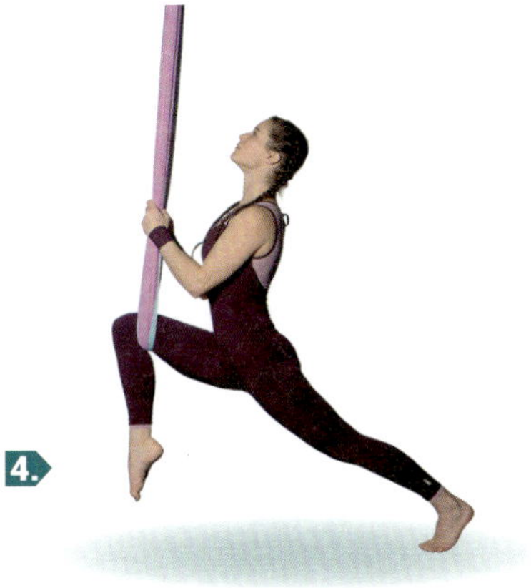

1. Du hältst Dich mit beiden Händen an den Tüchern fest.

2. Du drehst Deine Hüfte und Deine linken Fußspitzen sind zum Yogatuch ausgerichtet.

3. Du lässt Dich von Deinem rechten Knie angeführt nach vorne hängen.

4. Dein linkes Bein bleibt weiterhin gestreckt.

5. Du greifst mit Deinen Händen nach oben an die Tücher.

In der Figur

1. Dein linker Fuß sollte möglichst fest mit dem Boden verwurzelt sein, um Dir mehr Halt zu verschaffen.

2. Ist Dir diese Haltung zu stark, kannst Du das Yogatuch von Deinem Knie in Richtung Deiner Hüfte auffächern lassen und für Deine Balance die Arme über Deinen Kopf strecken.

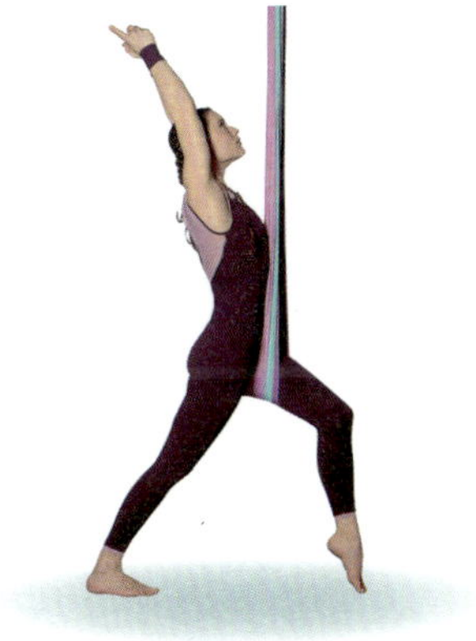

Tipp:

Schwieriger kannst Du diese Figur machen, indem Du Deine Arme von den Tüchern löst und langsam kleine Bewegungen mit Deiner Hüfte von vorne nach hinten machst. Rolle dafür leicht auf Deine Zehenspitzen und wieder zurück auf den ganzen Fuß.

Nach dieser Figur führst Du einen Seitenwechsel der letzten drei Figuren mit Deinem anderen Bein durch.

KAPITEL 3

Leichte Figuren für Deine Körperspannung

Im folgenden Kapitel wirst Du nun intensiver gefordert, was Deine Körperspannung betrifft. Besonders Dein Bauch, Dein Gesäß und Deine Schultern sowie dein Latissimus werden durch die kommenden Figuren trainiert und definiert.

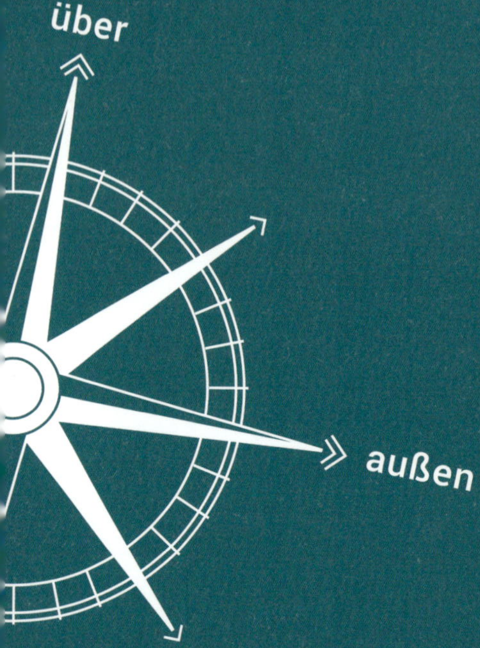

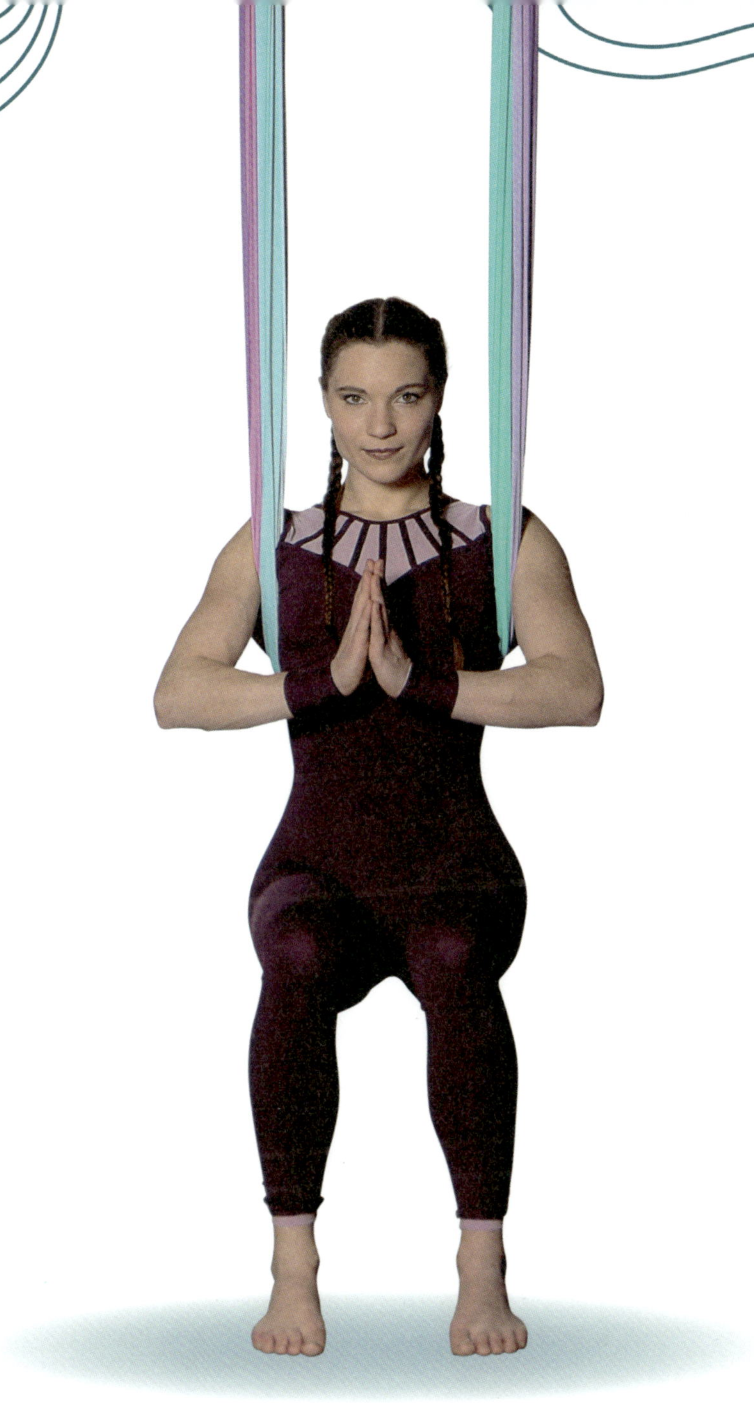

STUHLHALTUNG
(UTKATASANA)

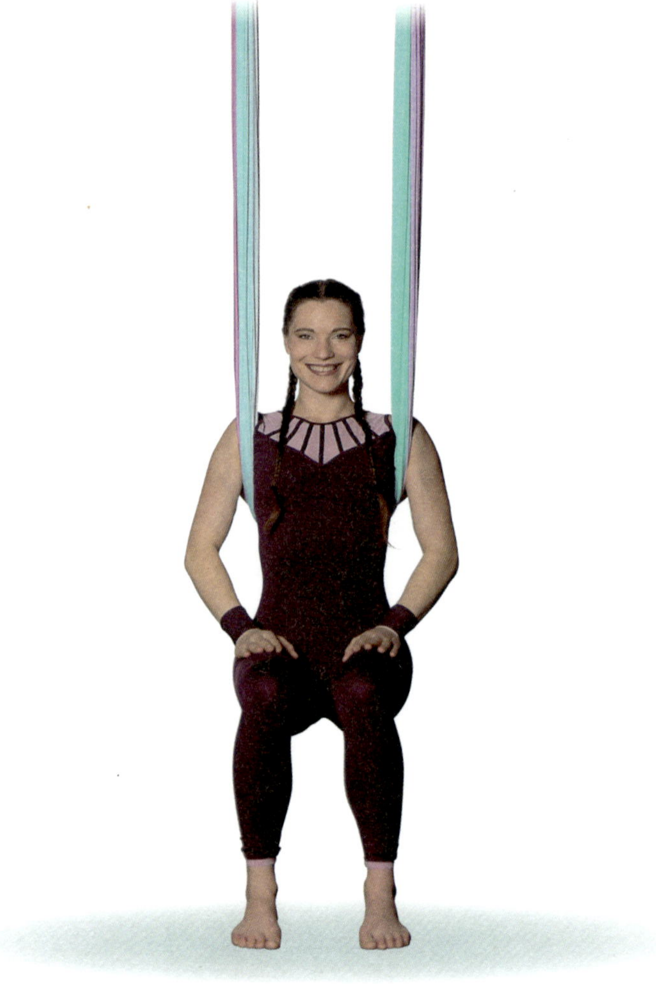

*

Reinkommen

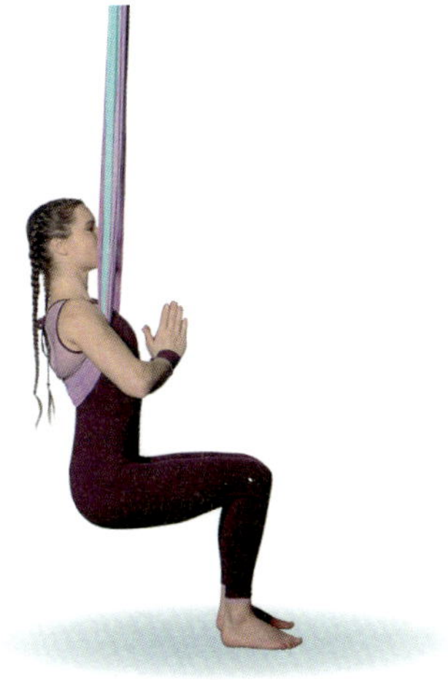

5.

1. Du stehst vor Deinem Yogatuch im Lot.

2. Du schlüpfst nun mit Deinen Armen von innen nach außen durch die Tücher, als würdest Du Dir eine Jacke anziehen.

3. Du gehst einen kleinen Schritt nach vorne und stellst Dich schulterbreit.

4. Du lässt Deine Hüfte Richtung Boden hängen, als würdest Du Dich auf einen Stuhl setzen.

5. Du positionierst das Yogatuch bequem unter Deinen Schulterblättern und nicht unter Deinen Achseln!

In der Figur

1. Du kannst Deine Arme auf verschiedenste Weise positionieren, probiere aus, was für Dich am bequemsten oder anstrengendsten ist.

2. Öffne und schließe Deinen Brustkorb als wiederholende Bewegung und entspanne Deinen unteren Rücken.

3. Deine Hüfte kannst Du mit fest verankerten Füßen und geradem Rücken von rechts nach links bewegen.

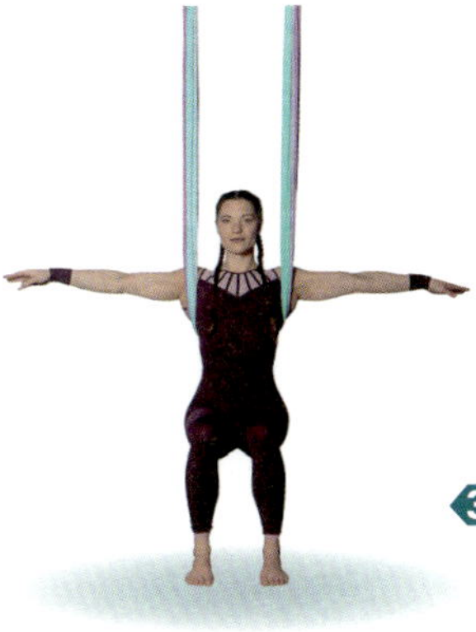

3.

Tipp:

Halte Deine Beine in einem rechten Winkel, damit Deine Hüfte im Lot hängt und sich Dein Rücken langziehen kann.

ABFLUG
(PHALAKASANA VIMANASANA)

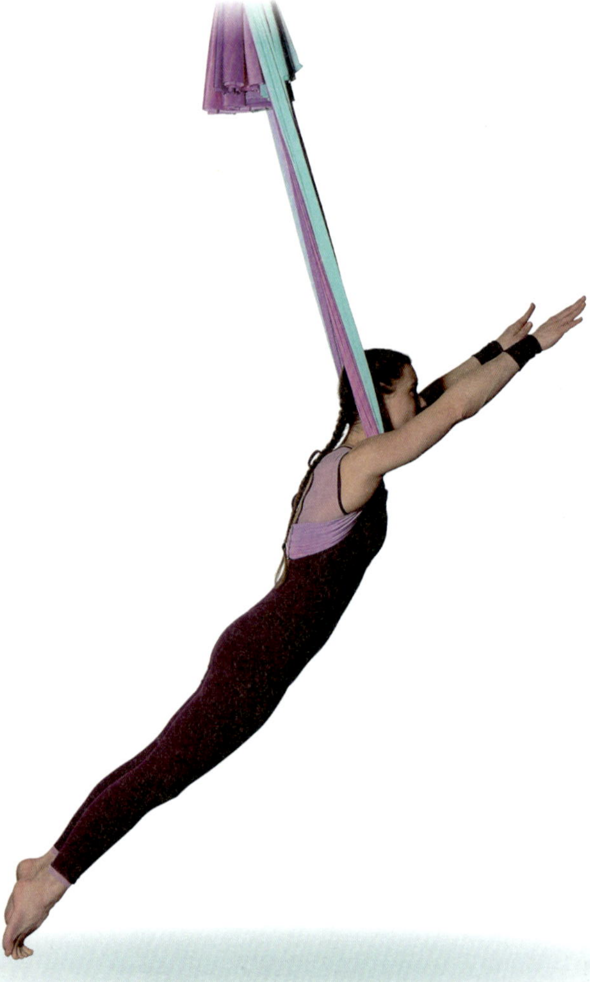

*

Reinkommen

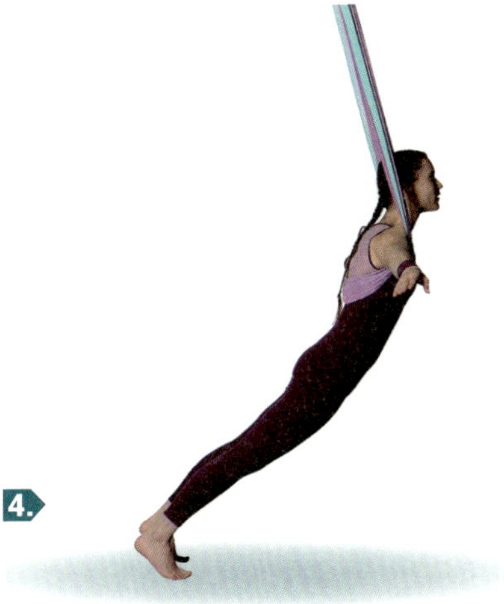

1. Du hängst im Stuhl (S. 42).

2. Du streckst Deine Arme zu den Seiten.

3. Du gibst mit Deinen Knien und Deiner Hüfte einen Bewegungsimpuls nach vorne.

4. Du lehnst Dich mit Deinem Oberkörper und gestreckten Beinen gerade nach vorne, bis Du auf den Zehenspitzen stehst.

In der Figur

1. Du kannst Deine Arme mit Spannung gerade nach vorne als Körperverlängerung strecken und wieder zu den Seiten lösen.

2. Möchtest Du noch mehr, kannst Du Dich mit Deinen Füßen wippend noch stärker nach vorne drücken. Dabei sind Deine Arme zur Seite gestreckt und Deine Fersen unten. Du ziehst Dich bis auf die Zehenspitzen nach vorne und streckst Deine Arme nach oben.

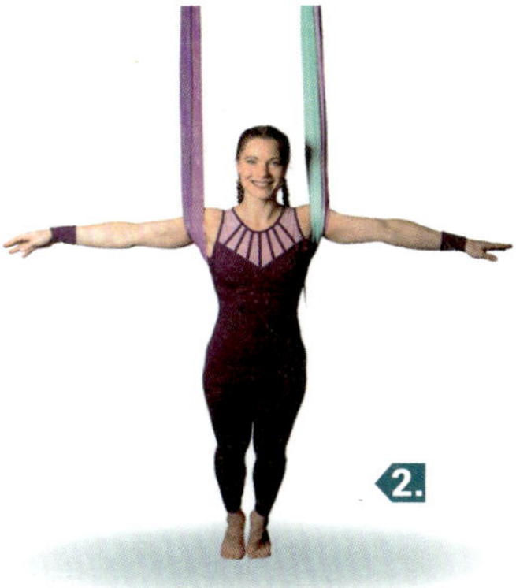

Tipp:

Spanne Deinen Bauch, Deinen Rücken und Deine Beine an, um möglichst gerade zu hängen.

BERGHALTUNG
(TADASANA URDHVA HASTASANA)

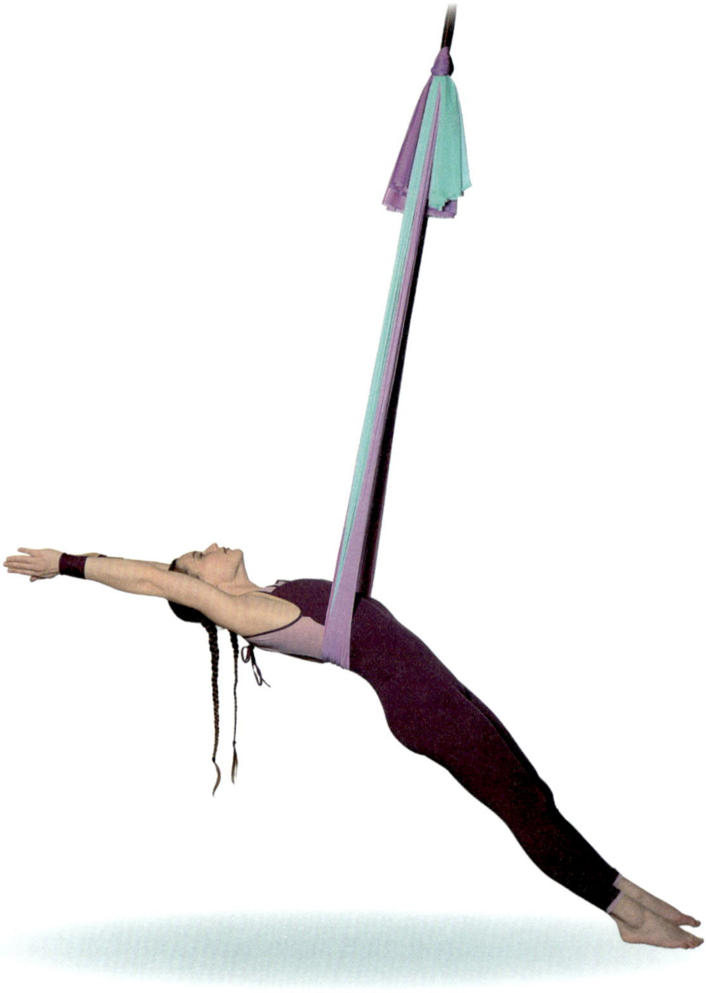

*

Reinkommen

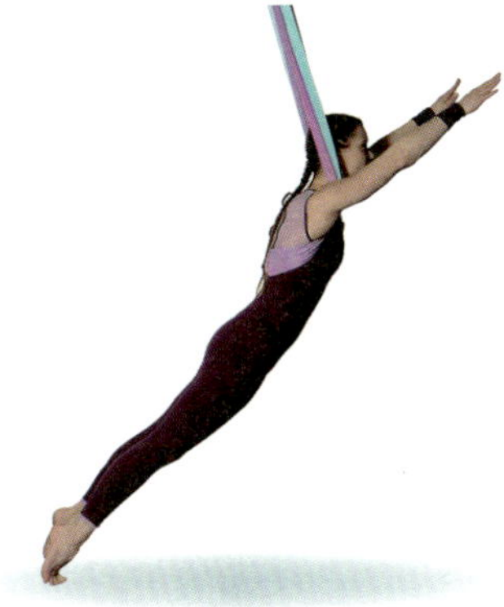

1.

3. Du lässt Deine Hüfte hängen, bis Du im Stuhl sitzt.

4. Du lehnst Dich nach hinten und stützt Dich dabei mit geraden Beinen vom Boden ab.

5. Du führst Deine Arme über Deinen Kopf als Körperlinienverlängerung.

1. Du stehst und hängst nach vorne gelehnt.

2. Du lockerst Deine Knie und führst Deine Arme zu den Seiten.

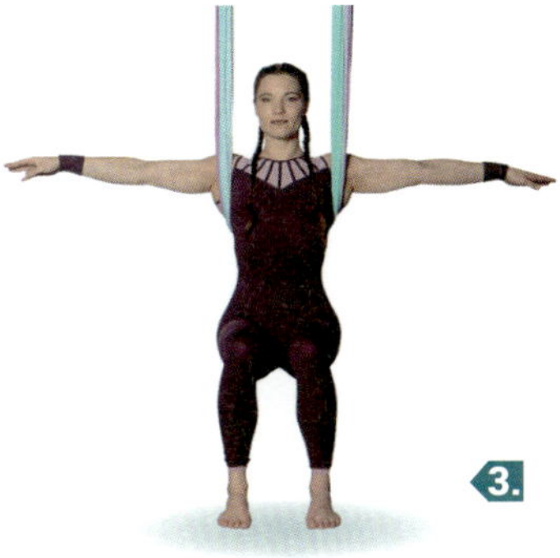

3.

In der Figur

1. Durch die Spannung in Deinem Bauch und Deinen durchgestreckten Beinen kannst Du Dich so gerade wie möglich nach hinten lehnen.

2. Du kannst Deine Arme zu den Seiten lösen und wieder über Deinen Kopf strecken.

3. Wiederhole die Kombination von Berghaltung, Stuhlhaltung, Abflug und wieder zurück, Deine Füße stehen fest verankert schulterbreit im Lot.

4. Deine Arme sind in der Stuhlhaltung zu den Seiten gestreckt. Beim Abflug hältst Du die Arme als Körperlinienverlängerung nach vorne, bei der Berghaltung entsprechend nach hinten. Wiederhole den flüssigen Übergang der drei Figuren, ohne Dich festzuhalten, in Deinem Tempo und so oft Du möchtest.

Tipp:

Gib acht, dass das Yogatuch unter Deinen Schulterblättern bleibt, um diese Figur angenehmer zu machen.

KAPITEL 4

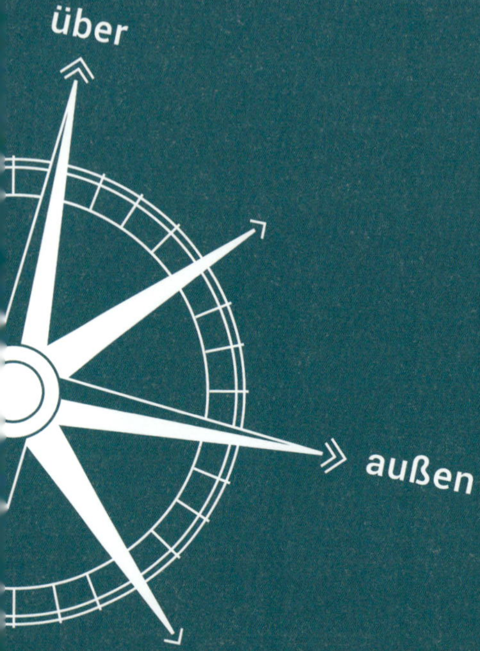

Figuren für Deine ersten Flugversuche

Innerhalb dieses Kapitels wirst Du Figuren machen, welche Dich im wahrsten Sinne des Wortes vom Boden abheben lassen. Um den Boden zu verlassen, ist es zu empfehlen, langsame Bewegungen zu machen, um nicht zu stark ins Schaukeln zu geraten. Deine Körperspannung und Deine Gelenkigkeit werden beansprucht.

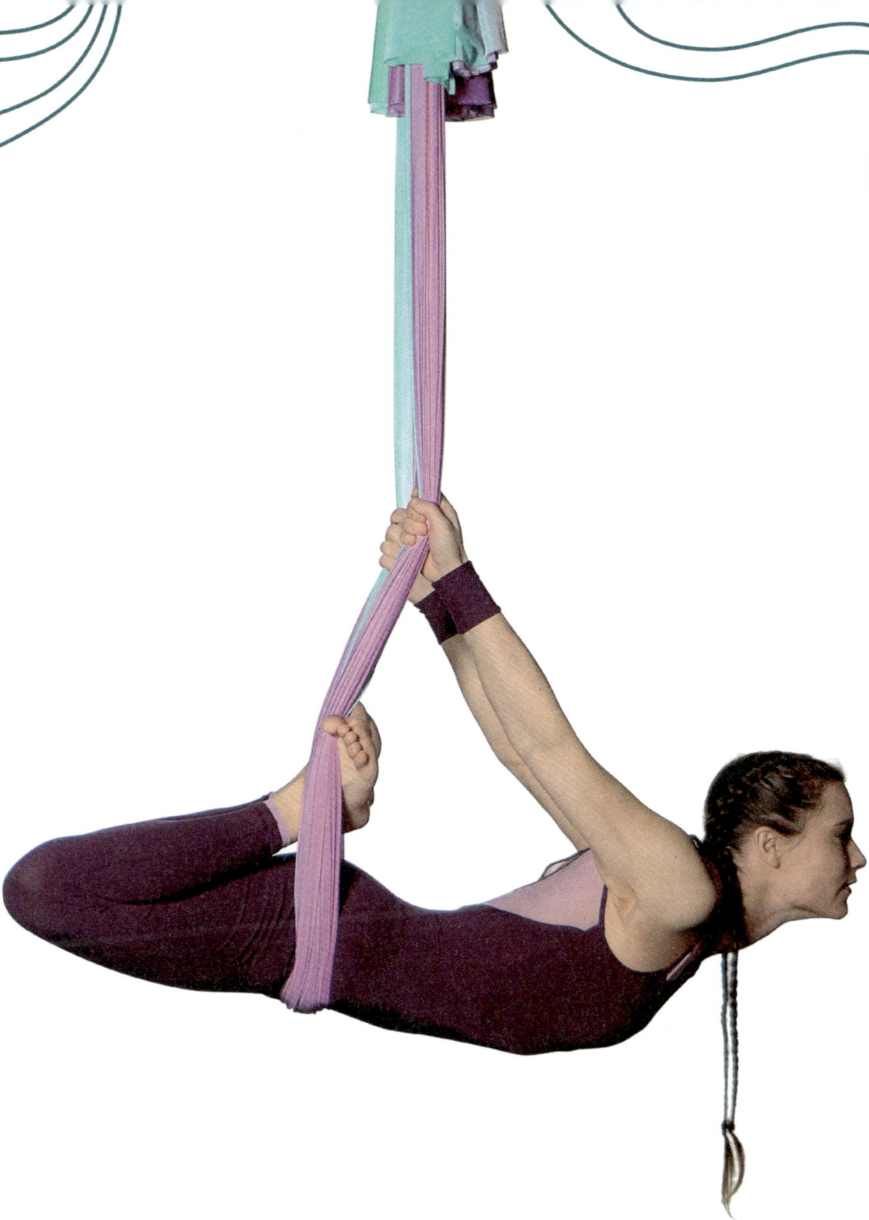

HERABSCHAUENDER HUND
(ADHO MUKHA SVANASANA)

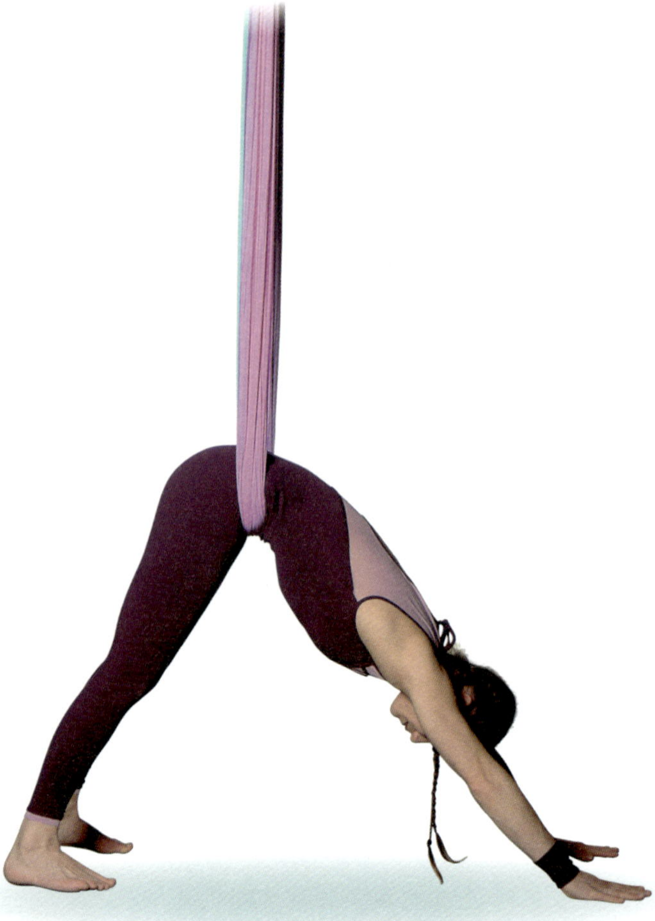

*

Reinkommen

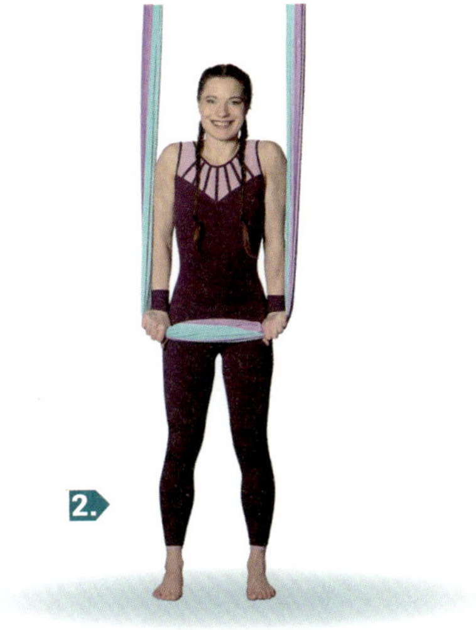

2.

1. Du kugelst Dich aus der Berghaltung über die Seite und schaust dabei Richtung Boden.

Oder

1. Du stehst hinter dem Yogatuch im Lot.

2. Du führst das Yogatuch mit Deinen Händen an Deine Hüftknochen und stellst Dich auf Deine Zehenspitzen.

3. Du lehnst Dich nun mit Deiner Hüfte in die Schlaufe, bis Du mit Deinen Händen den Boden berührst.

4. Du streckst Deine Fersen Richtung Boden und hältst Rücken, Beine und Arme gerade.

In der Figur

1. Schiebe Deine Schultern Richtung Boden, sodass sie mit Deinem Rücken und Deiner Hüfte in einer Linie sind.

2. Für mehr Dehnung in Deinem Schulterbereich und Deinen Waden kannst Du Deine Füße weiter hinten positionieren und auch hier Deine Fersen Richtung Boden drücken.

Tipp:

Behalte Deinen Kopf zwischen Deinen Armen und lasse Deinen Blick in Richtung Deiner Füße und des Bodens ruhen.

VOGEL
(SHALABHASANA)

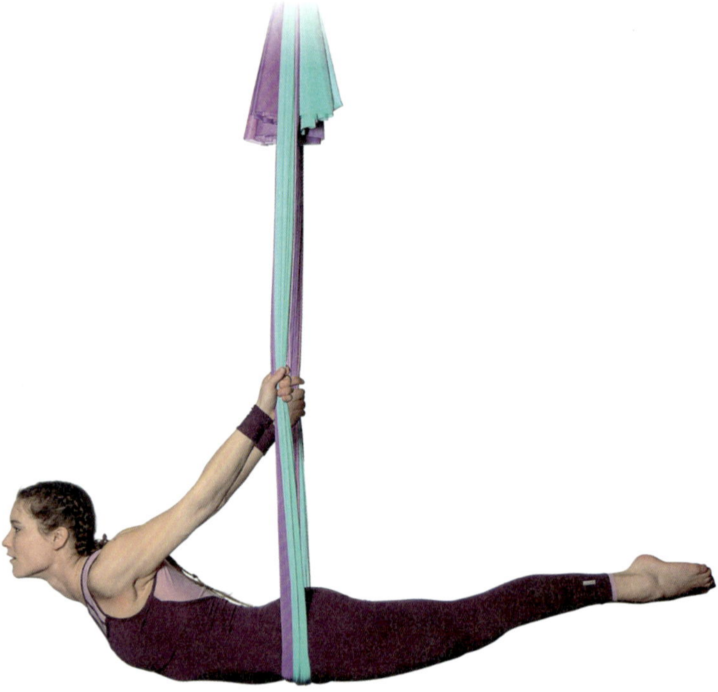

**

Reinkommen

1.
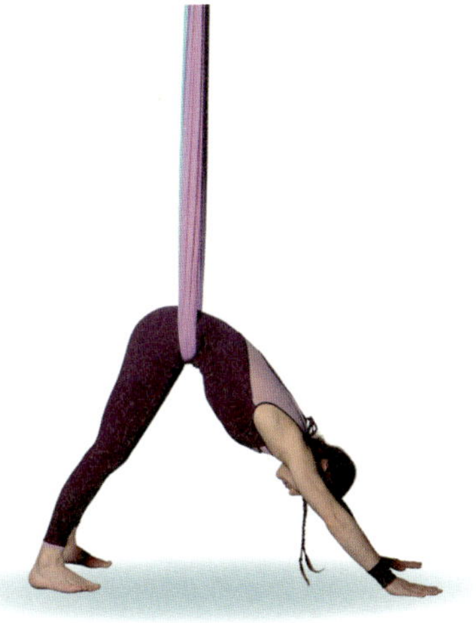

1. Du hältst Dich im herabschauenden Hund (S. 50).

2. Du löst Deine Beine vom Boden und richtest Deinen Oberkörper auf.

3. Kontrolliere, ob das Yogatuch noch fest in Deiner Hüfte liegt.

4. Du greifst erst das rechte Tuch mit Deiner rechten Hand und dann das linke Tuch mit Deiner linken Hand.

5. Du streckst nun Deinen Körper so gerade es geht und wirst durch das Yogatuch um Deine Hüfte gehalten.

In der Figur

1. Lass Deine Arme gestreckt und richte Deinen Blick Richtung Decke nach oben.

2. Wenn Du etwas mehr möchtest, bewege Deine weiterhin gestreckten Beine abwechselnd in kleinen Bewegungen nach oben und unten, als würdest Du schwimmen.

Tipp:

1. Richte Deinen Kopf auf, wodurch Du automatisch mehr Körperspannung erlangst.

2. Wenn Du Deinen Bauch anspannst, gewinnst Du mehr Stabilität.

3. Vergiss das Atmen nicht. ☻

BOGEN
(DHANURASANA)

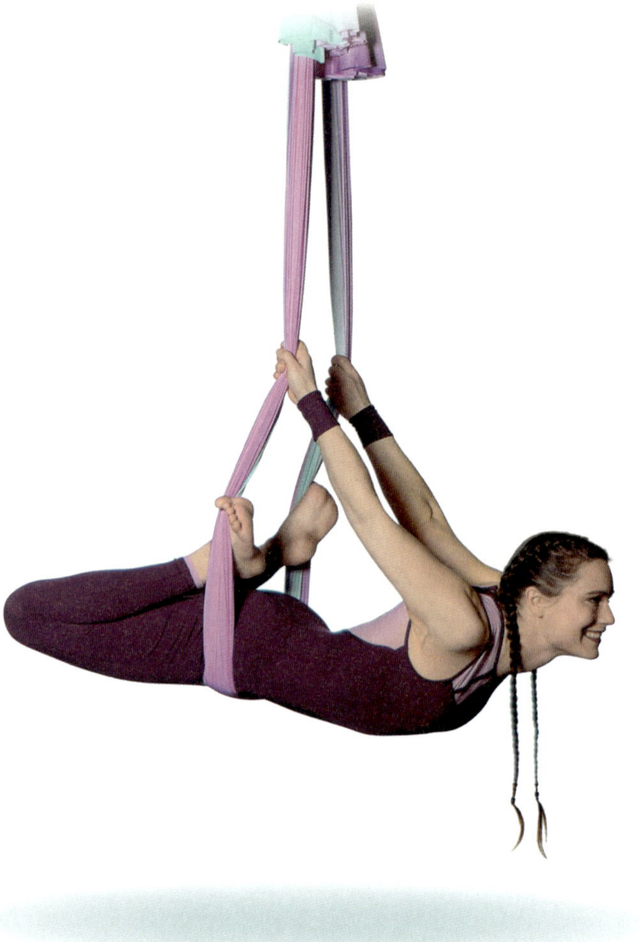

***

Reinkommen

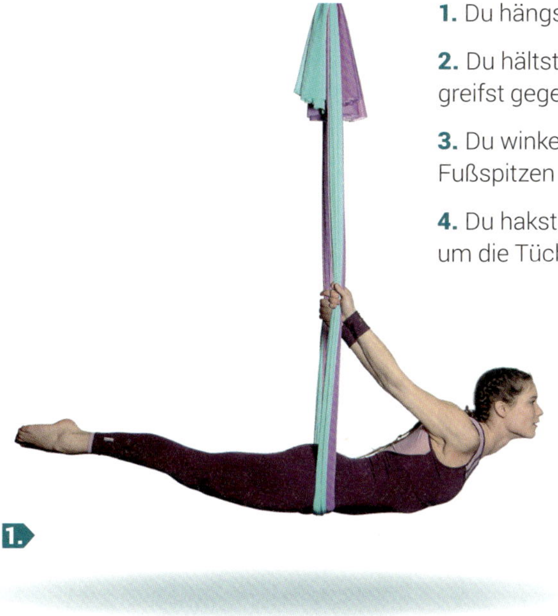

1.

1. Du hängst in der Figur des Vogels (S. 52).

2. Du hältst Dich besonders kräftig fest und greifst gegebenenfalls etwas höher.

3. Du winkelst Deine Beine an, bis Deine Fußspitzen die Tücher berühren.

4. Du hakst Deine geflexten Füße von innen um die Tücher.

In der Figur

1. Ob Deine Füße oberhalb oder unterhalb Deiner Hände sind, ist egal.

2. Du behältst Deinen Blick sowie Deinen Kopf oben, um Deinen Oberkörper gut aufzurichten.

3. Möchtest Du mehr Dehnung im Rücken und Oberschenkelbereich, drücke Deine Knie zum Boden und strecke Deinen Kopf nach oben, sodass Du ein wunderbar rundes Hohlkreuz hast.

Tipp:

Lass Deine Knie in Richtung Boden hängen,
um nicht nach vorne durch das Yogatuch zu fallen.

KAPITEL 5

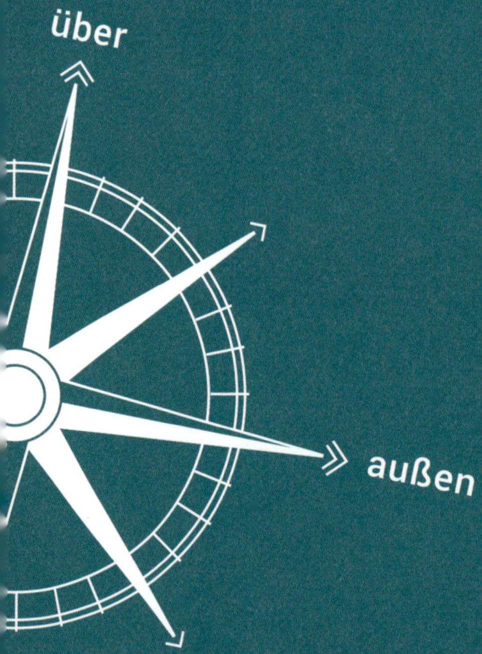

Figuren über Kopf

Willkommen im intensivsten Kapitel dieses Buches. ☻ Du wirst längere Zeit über Kopf hängen und Dich währenddessen dehnen sowie stärken. Vergiss bitte das regelmäßige Atmen nicht und begebe Dich bei Unbehaglichkeitsgefühlen langsam und kontrolliert in eine aufrechte Position.

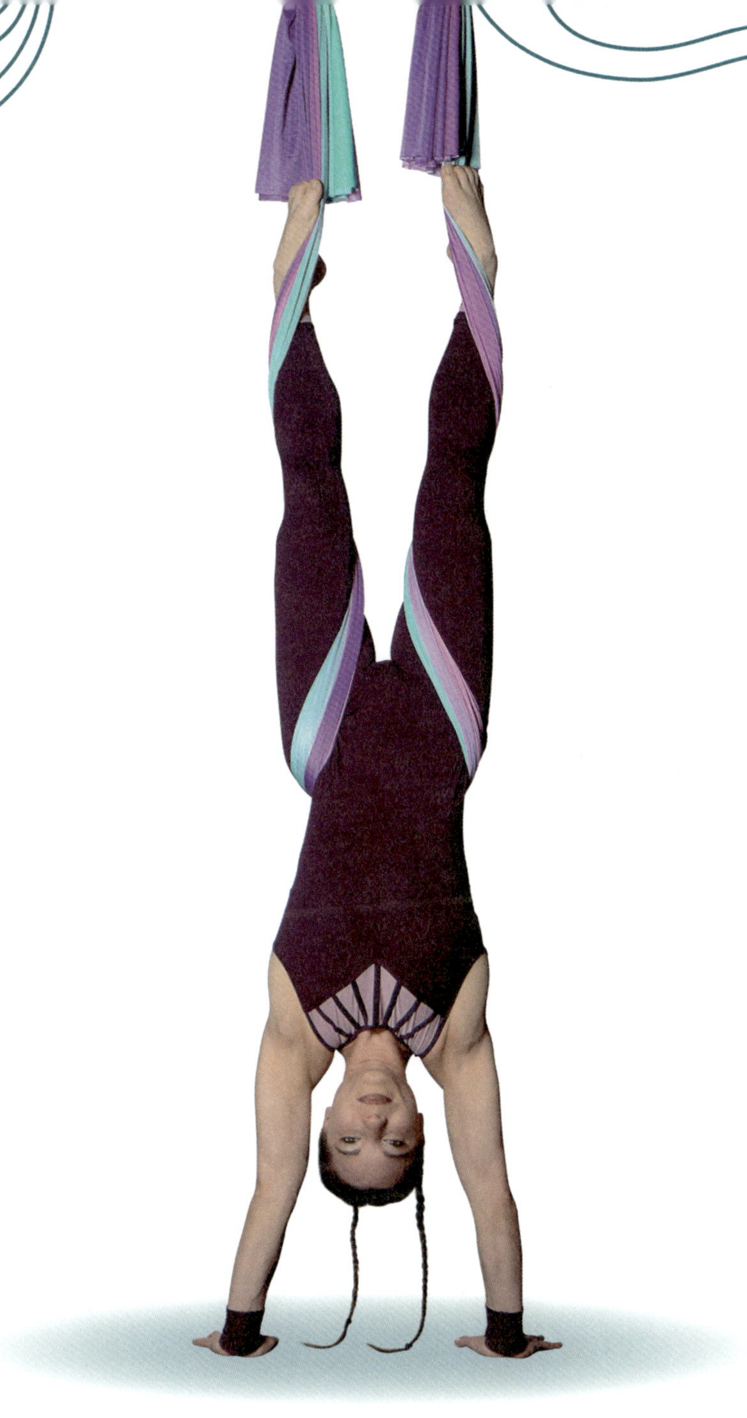

WINKELHALTUNG
(UPAVISTHA KONASANA)

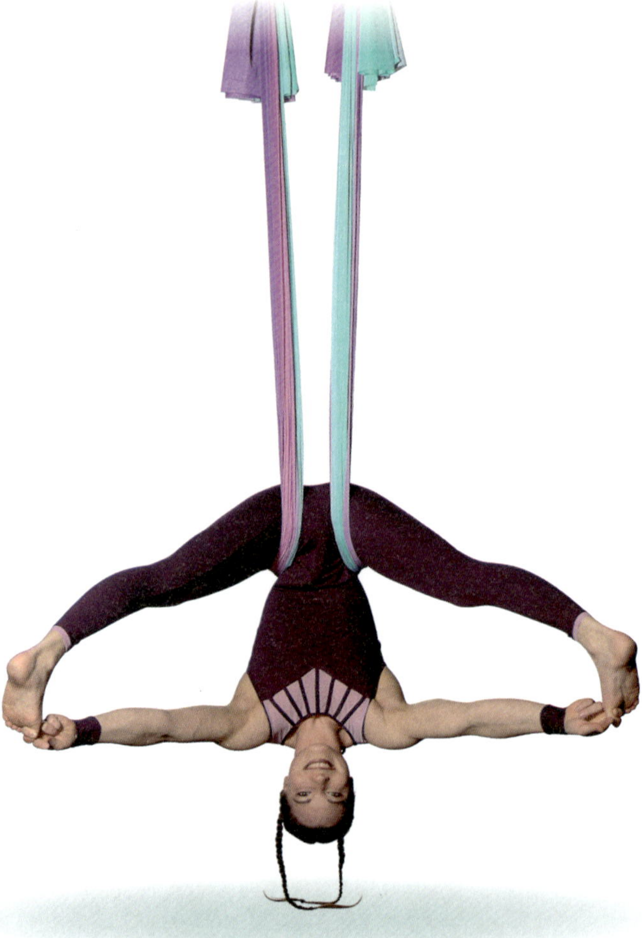

**

Reinkommen

1. Du hängst im Bogen (S. 54), im Vogel (S. 52) oder stehst im herabschauenden Hund (S. 50).

2. Du löst Deine Arme und Beine, sodass Du Deine Beine neben die Tücher grätschen kannst.

3. Du greifst nun vor Deinem Bauch mit beiden Händen das linke Tuch.

4. Du drehst Dich von Deiner Bauchlage in eine Rückenlage, sodass Du das Yogatuch in Deinem unteren Rücken spürst.

5. Du lässt Deinen Oberkörper nach unten hängen und achtest darauf, dass Deine Beine noch gerade und gegrätscht neben den Tüchern hängen.

6. Du hast nun Deine Füße in der Luft und kannst mit Deinen Händen den Boden berühren.

Oder

1. Du lässt Dich aus dem Stuhl (S. 42) heraus mit gegrätschten Beinen nach hinten unten kippen, sodass Deine Beine neben Dir in der Luft hängen, während Du mit Deinem Kopf kurz über dem Boden hängst.

2. Du kannst Deinen großen Zeh (alternativ Deine Beine) umfassen und streckst alle Deine Gliedmaßen.

In der Figur

1. Entspanne Deinen Rücken, während Du mit Deinem Kopf Richtung Boden hängst.

2. Atme ein, während Du Deine Beine etwas anwinkelst, und atme aus, während Du sie wieder streckst.

3. Dein Yogatuch trägt Dich und Du wirst getragen, weshalb Du hier eine Entlastung spüren kannst.

Tipp:

1. Gib acht, dass die Schlaufe bequem im unteren Rücken liegt.

2. Je breiter das Yogatuch aufgefächert ist, desto bequemer ist es, da es mehr Auflagefläche bietet.

3.Vergiss das Atmen nicht und begib Dich langsam in eine aufrechte Position, falls Dir unwohl sein sollte.

SCHULTERBRÜCKE
(SETU BANDHA SARVANGASANA)

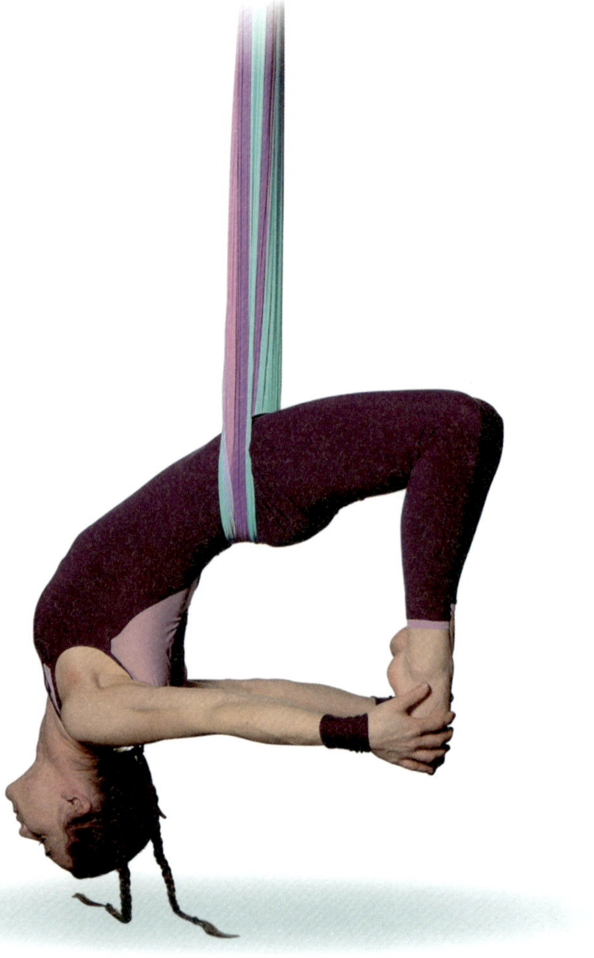

***

Reinkommen

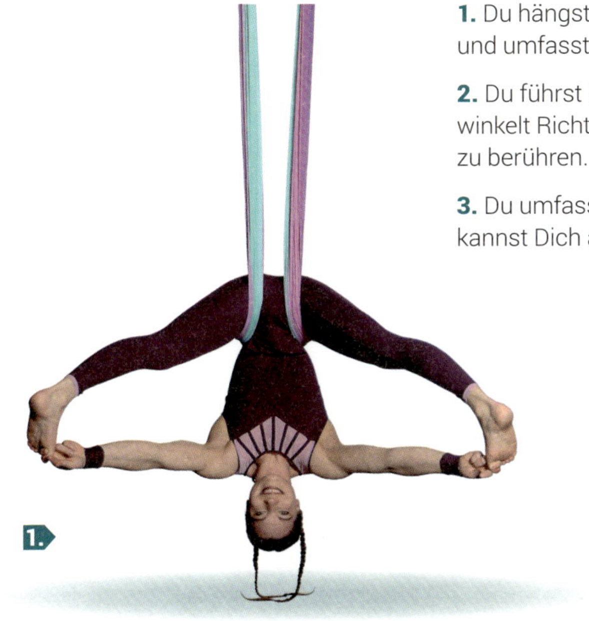

1. Du hängst in der Winkelhaltung (S. 58) und umfasst die Tücher.

2. Du führst Deine Beine hinter Dir angewinkelt Richtung Boden, ohne diesen zu berühren.

3. Du umfasst nun Deine Füße und kannst Dich ausbalancieren.

In der Figur

1. Dies ist nicht nur eine Figur, in welcher viel Körperspannung, sondern auch Ruhe beim Ausbalancieren benötigt wird.

2. Falls Du noch mehr möchtest, versuche Deine Beine etwas mehr zu strecken, ohne Deine Hände von Deinen Füßen zu lösen.

Tipp:

Gib acht, dass das Yogatuch wirklich in Deinem unteren Rückenbereich bis Steißbein liegt, um Deinen Körpermittelpunkt zum Ausbalancieren besser treffen zu können.

HALBE TAUBENHALTUNG
(ARDHA KAPOTASANA VIPARITA)

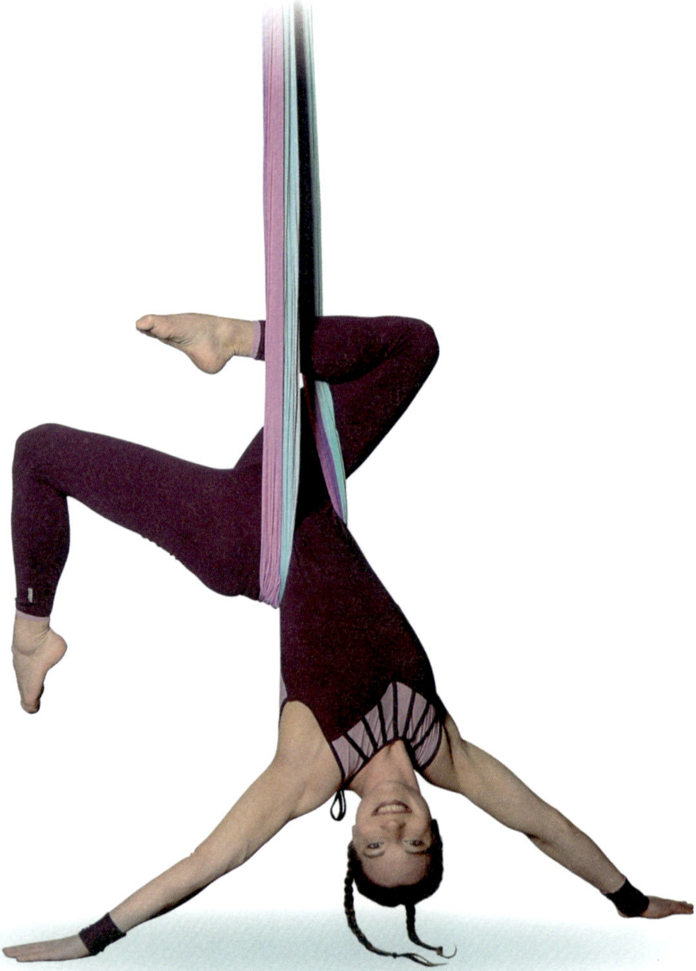

**

Reinkommen

1. Du hängst in der Schulterbrücke (S. 60) oder Winkelhaltung (S. 58).

2. Du führst Deine Hände auf den Boden.

3. Du legst Dein rechtes Bein von außen über vorne nach innen um das rechte Tuch.

4. Du winkelst Dein linkes Bein nach Richtung Boden an.

5. Du streckst Deine Arme und hältst Deine Handflächen auf dem Boden so weit auseinander wie möglich.

In der Figur

1. Halte Deinen linken Arm möglichst in Richtung Deines linken Beines gestreckt, um Deinen Oberkörper zu drehen und dadurch Deine Seiten zu dehnen.

2. Ziehe Dein linkes Bein stärker Richtung Boden, um eine intensivere Dehnung im linken Oberschenkel zu erfahren.

3. Wenn Du möchtest, kannst Du Dein rechtes Bein weiterhin um das rechte Tuch geschlungen nach oben strecken, um eine stärkere Dehnung der rechten Oberschenkelunterseite zu bewirken.

Tipp:

1. Dein rechtes Bein bleibt um das rechte Tuch gebeugt und Dein linkes Bein etwas nach links gewinkelt, um nicht aus der Figur zu rutschen.

2. Wiederhole diese Figur mit Deinem linken Bein oben.

HANDSTAND
(ADHO MUKHA VRKSASANA)

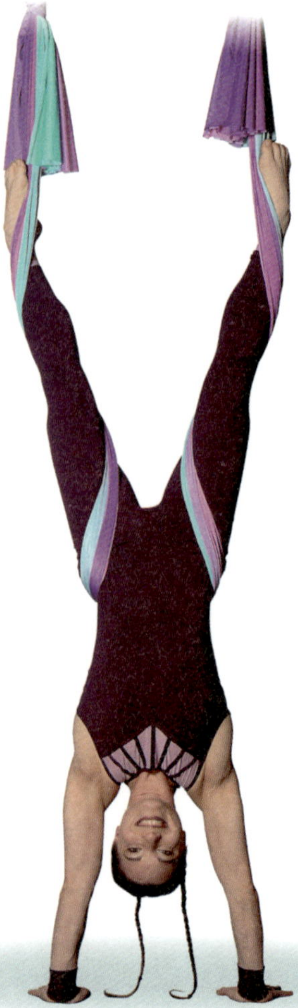

**

Reinkommen

5.

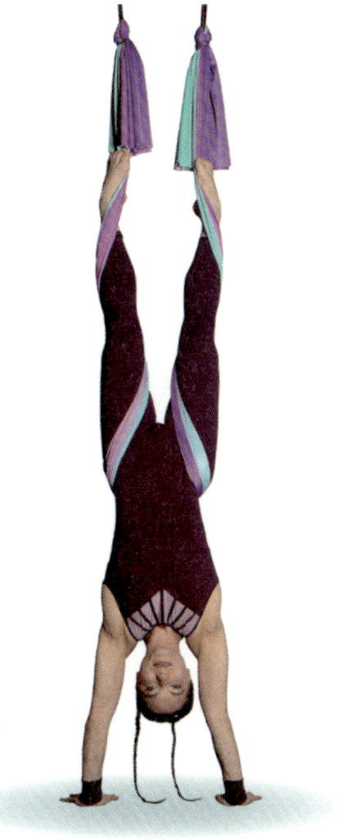

1. Du hängst in der halben Taubenhaltung (S. 62).

2. Du schlingst beide Beine von außen über vorne nach innen um die Tücher.

3. Du streckst Deine Beine gerade, sodass Deine Fußsohlen die Tücher von außen zusammendrücken können.

4. Du stützt Deine Hände etwa schulterbreit auf den Boden.

5. Du streckst nun Deine Arme durch und hältst Deinen Körper gerade.

In der Figur

1. Du trägst fast Dein ganzes Körpergewicht auf Deinen Armen und wirst durch das Yogatuch unterstützend gehalten.

2. Das Yogatuch gibt Dir mehr Halt, um Dich auszubalancieren.

3. Möchtest Du Deine Arme und Schultern intensiver stärken, beugst Du Deine Arme etwas und streckst sie wieder, so oft Du möchtest.

Tipp:

Noch mehr Stabilität gewinnst Du, wenn Du Deine Beine etwas gegrätscht hältst.

MEERJUNGMÄDCHEN
(DVI PADA VIPARITA DANDASANA)

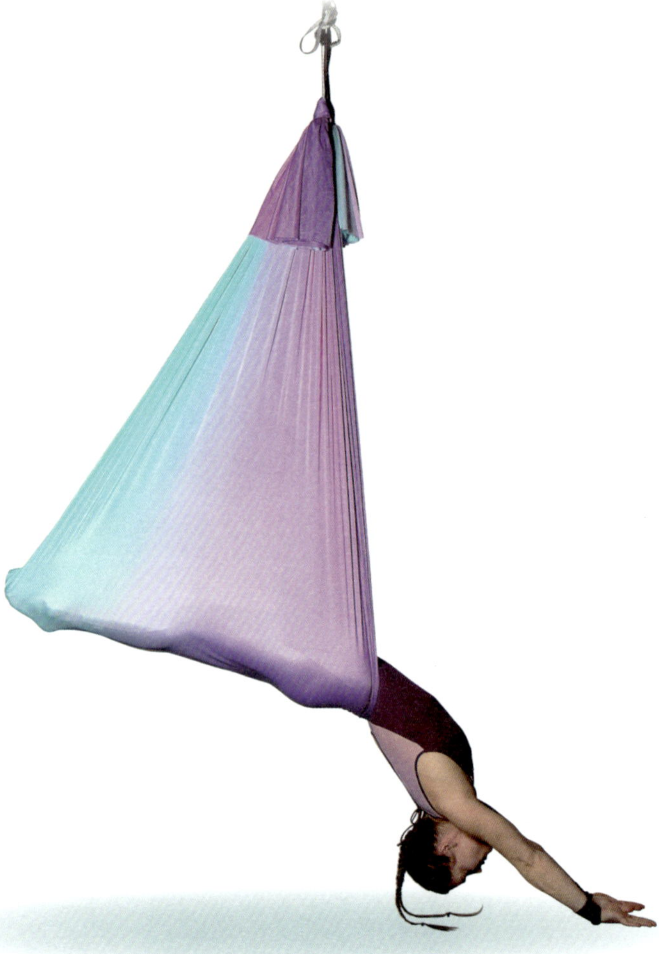

**

Reinkommen

1. Du stehst im Handstand (S. 64) und greifst die Tücher.

2. Du wickelst Deine Beine von den Tüchern.

3. Du ziehst Dich mit Deinen Armen hoch und bewegst Deinen Oberkörper nach vorne, bis Du im Yogatuch sitzt (das erfordert etwas Kraft ☻).

4. Du fächerst das Yogatuch auf, sodass Du es so lang auseinanderziehen kannst, bis Du Deine Beine darin nach vorne ausstrecken kannst und etwa 20–40 cm Tuchkante über Deinen Füßen liegt.

5. Du positionierst die hintere Yogatuchkante in Deinem unteren Rückenbereich, während Du Dich langsam mit Deinem Oberkörper Richtung Boden gleiten lässt.

6. Du löst Deine Hände vom Yogatuch und legst sie mit gestreckten Armen auf den Boden.

In der Figur

1. Das Yogatuch liegt hauptsächlich in Deinem unteren Rücken, welcher eine Hohlkreuzdehnung erlebt.

2. Mit Deinen Händen auf dem Boden kannst Du Deinen Dehnungsgrad steuern.

3. Probiere verschiedene Positionen Deiner Arme aus, was für Dich am bequemsten oder am intensivsten ist.

Tipp:

Gib acht, dass sich genügend Stoff in Deinem unteren Rücken befindet und Du Deine gestreckten Beine Richtung Boden drückst, um nicht aus Deinem Yogatuch zu rutschen.

MEERJUNGFRAU
(DVI PADA SHALABHASANA)

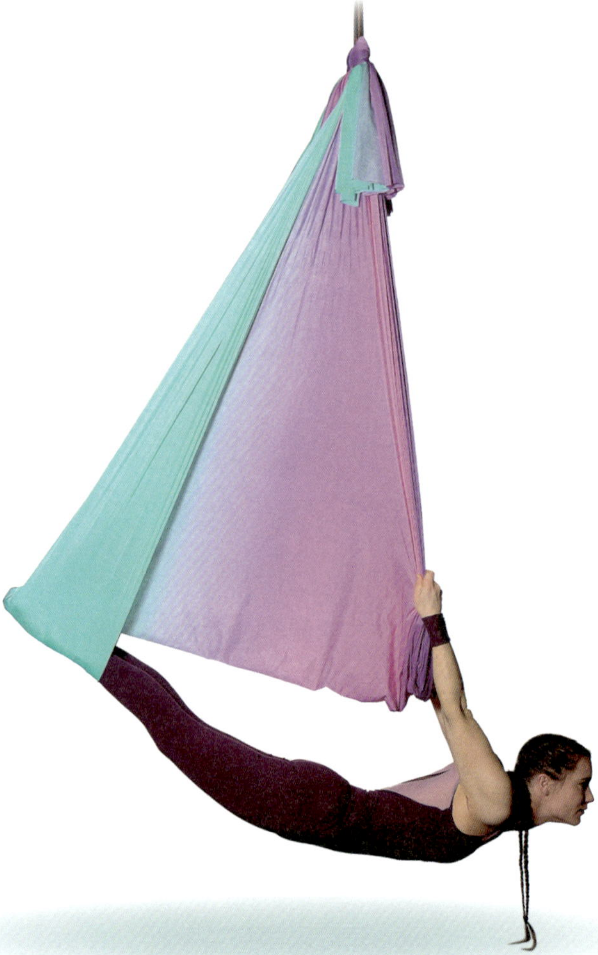

***

Reinkommen

1. Du hängst im Meerjungmädchen (S. 66).

2. Du greifst die Tuchkanten zu Deinen Seiten.

3. Du nimmst nun jeweils etwa vier Hände voll Tuch.

4. Du kontrollierst, ob die andere Tuchkante noch mind. bis zu Deinen Knöcheln über Deinen Füßen liegt.

5. Du drehst Dich nun in einer Rückwärts-rollenbewegung, bis Du mit Deinem Bauch dicht über dem Boden schwebst.

6. Du musst dabei immer etwas Druck mit Deinem Fußspann auf die Tuchkante aus-üben, um diese nicht zu verlieren.

1.

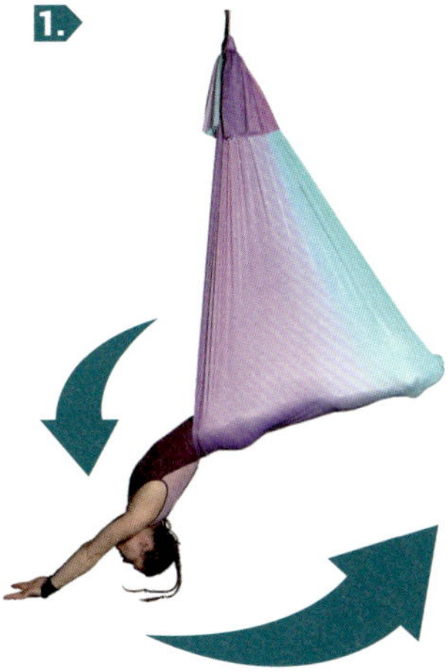

In der Figur

1. Du hängst nur an Deinen Armen und Füßen, lasse für eine intensivere Schulterdehnung Deine Hüfte bei weiterhin gestreckten Beinen Richtung Boden fallen.

Tipp:

Leite die Drehung durch Deinen Kopf ein, welcher nach hinten unten und dann wieder nach oben führt. Deine Blickrichtung hilft Dir dabei.

MEERALTFRAU
(DANDAYASANA BHARMANASANA)

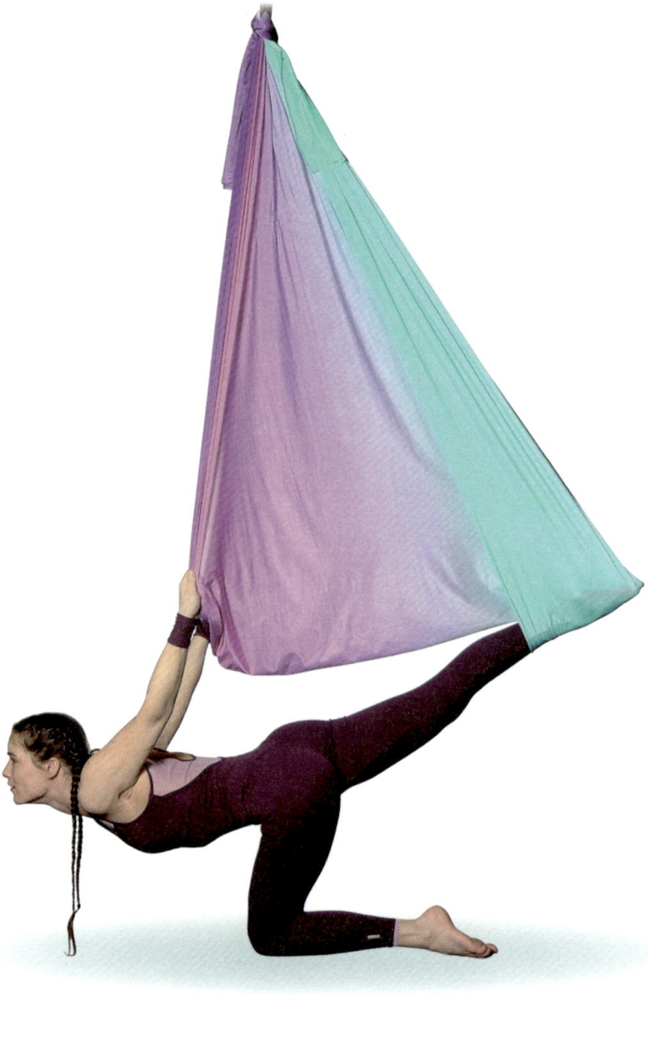

***

Reinkommen

1. Du hängst in der Meerjungfrau (S. 68).

2. Du löst Deinen linken Fuß aus Deiner Tuchkante.

3. Du kannst nun Dein linkes Knie im rechten Winkel auf den Boden stellen.

1.

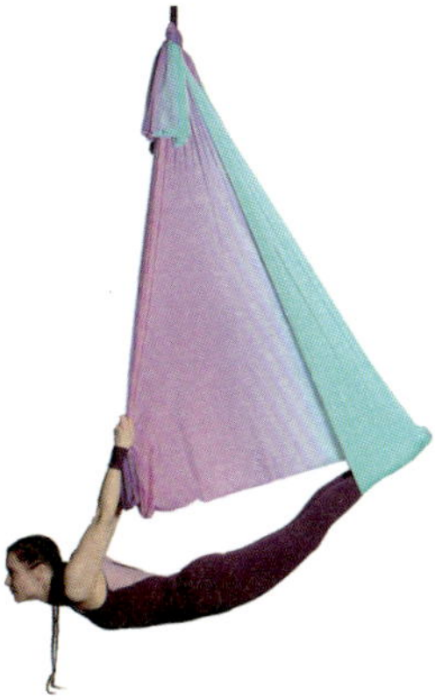

In der Figur

1. Du legst Deinen linken Fuß wieder in die Tuchkante, hältst Dich ein paar Atemzüge in der Meerjungfrau und stellst nun Dein rechtes Knie auf den Boden.

2. Diesen Vorgang kannst Du beliebig oft wiederholen.

3. Wenn Du diese Figur noch intensivieren möchtest, wiederhole diese Bewegungsabfolge, ohne mit Deinen Knien den Boden zu berühren.

Tipp:

1. Sobald Du Dich in der Figur der Meeraltfrau befindest und Dein Knie auf dem Boden steht, kannst Du die Gelegenheit nutzen, Deinen Rücken gezielt auszustrecken.

2. Halte Dein Bein, welches im Yogatuch liegt, immer gestreckt, Deine Hüfte und Knie sind im rechten Winkel zum Boden und Dein Blick ruht Richtung Decke.

KAPITEL 6

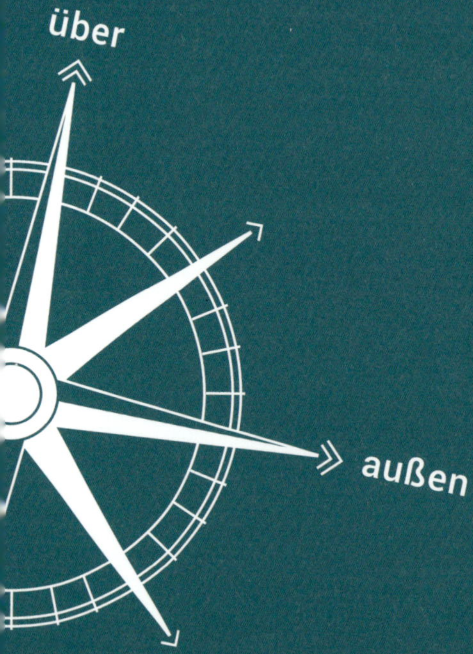

Intensive Figuren für Deine Körperspannung

Klein aber oho! In diesem Kapitel erwarten Dich nicht viele, aber intensive Figuren mit besonders starkem Fokus auf Deinen Armen, Deinen Schultern und Deinem Bauch. Hier entwickelst Du Kraft, Körperspannung und formst Deinen definierten Körper zur Perfektion!

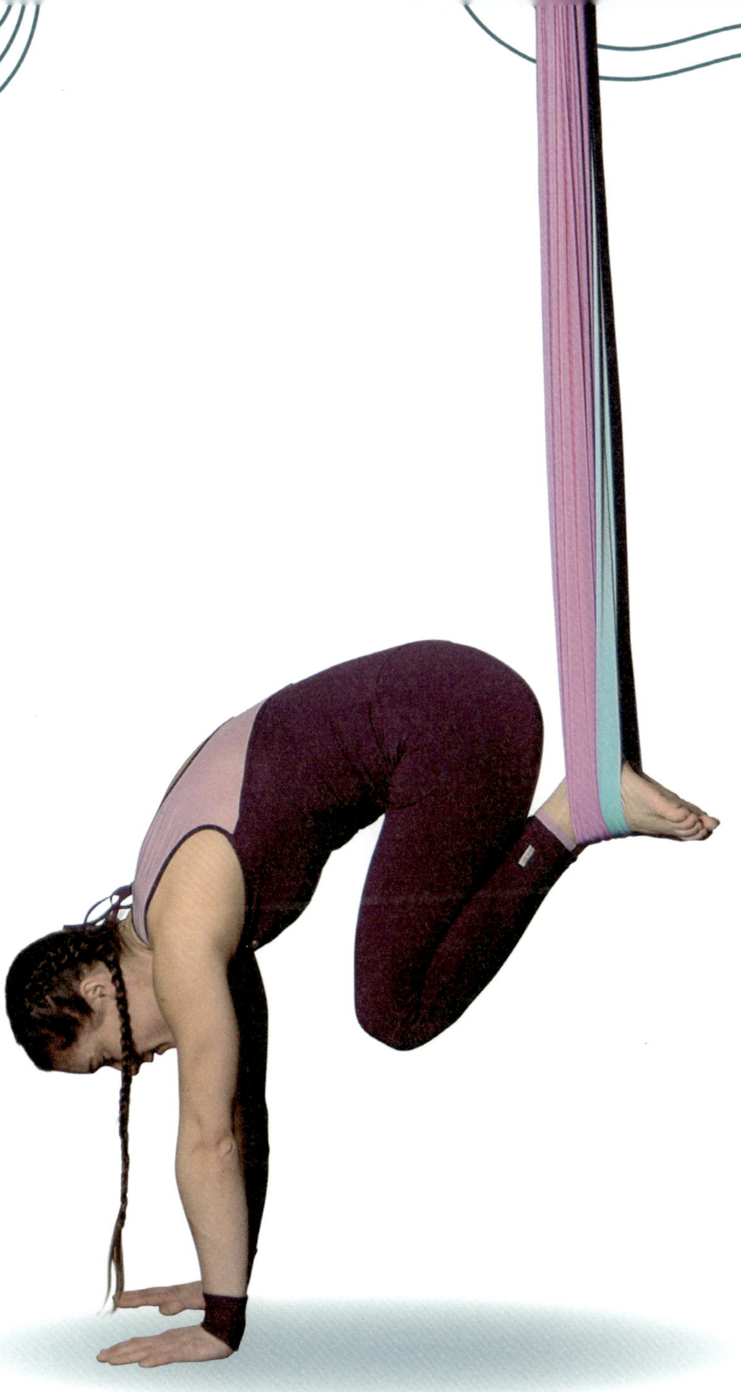

STÜTZHALTUNG
(URDHVA CHATURANGA DANDASANA)

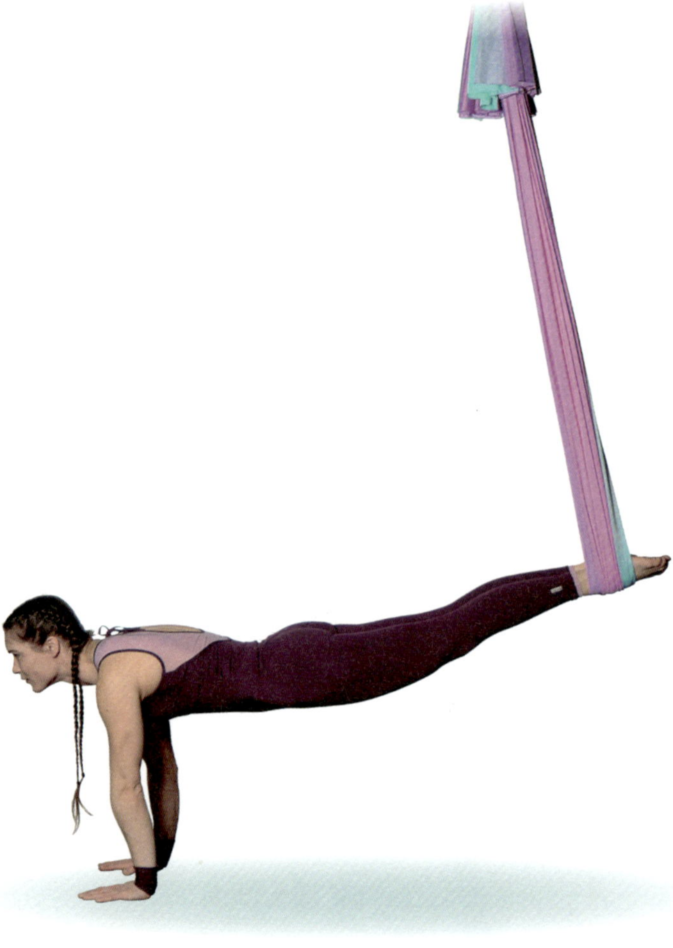

***

Reinkommen

1. Du befindest Dich in der Meeraltfrau (S. 70).

2. Du bringst ein Knie nach dem anderen zum Boden, indem Du Deine Füße aus der Tuchkante löst.

3. Du löst auch Deine Hände von der anderen Tuchkante und drehst Dich nur mit Deinem Oberkörper, um das Tuch mit einer Hand hinter Dir zu fassen.

Dann geht es für Dich hier weiter

Oder:

1. Du sitzt etwa einen Schritt vom Lot des Yogatuches entfernt auf dem Boden.

2. Du legst einen Fuß mit dem Fußspann nach unten in das Yogatuch, sodass die Zehen herausgucken.

3. Du stützt Dich im rechten Winkel über Deine schulterbreiten Arme auf den Boden.

4. Du legst Deinen zweiten Fuß neben den anderen in die Schlaufe hinter Dir und streckst Deinen Körper.

In der Figur

1. Halte Deine Hüfte in einer Linie mit Deinen Schultern und Deinen Füßen.

2. Du kannst Dich mit Deinen Schultern langsam über Deine Finger nach vorne und weit hinter Deine Hände vor und zurück bewegen, um Deine Schultern noch mehr zu stärken.

3. Möchtest Du mehr, sind hier alle Formen der Liegestütze möglich. Versuche beispielsweise sehr breite oder schmale Liegestützen, sodass sich Deine Finger unter Deinem Brustkorb berühren, oder kobraähnliche, bei denen Du Deine Ellenbogen fest an Deinem Oberkörper hältst.

Tipp:

Spanne Deinen Bauch an und halte Deine Hüfte auch bei Rückwärtsbewegungen auf Spannung in Deiner Körperlinie.

KRANICH
(BAKASANA)

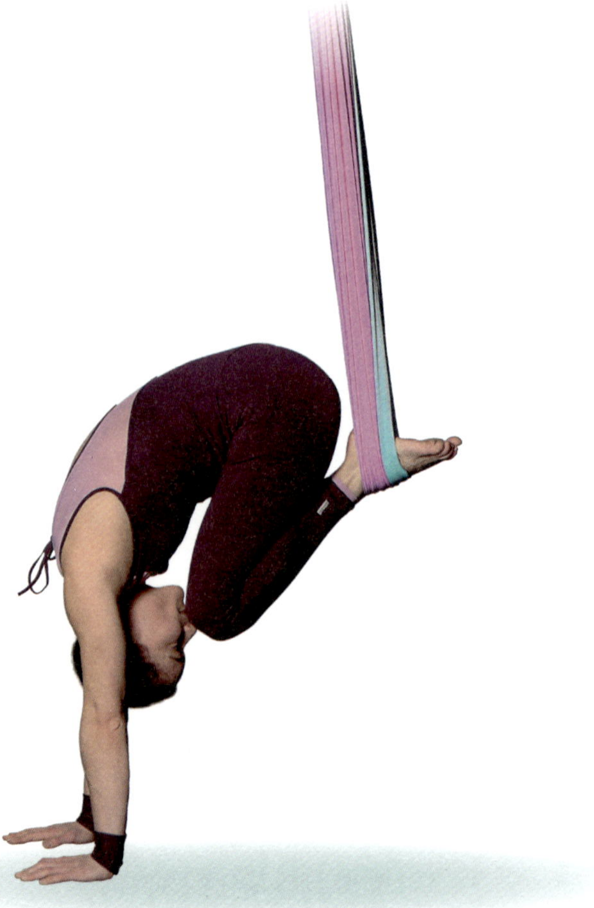

***

Reinkommen

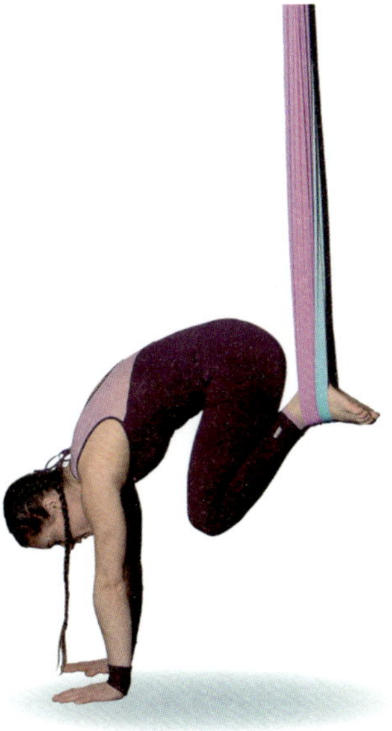

3.

1. Du hältst Dich in der Stützhaltung (S. 74).

2. Du rollst Deinen Rücken von Deinem Kopf angeführt auf, welcher zwischen Deinen Armen hindurch möchte.

3. Du winkelst Deine Beine an.

4. Du führst Deine Knie zu Deiner Nase.

In der Figur

1. Ziehe beim Einrollen Deinen Bauch ein und atme aus.

2. Strecke Dich wieder in die Stützhaltung, während Du einatmest.

3. Mache Dich bewusst lang und klein im Wechsel.

4. Wiederhole Diese Bewegung, so oft Dir danach ist.

5. Deine Schultern bleiben immer über Deinen Händen.

Tipp:

1. Deine Füße liegen sicher im Yogatuch, gib also immer etwas Druck darauf, um die Bewegung zu vereinfachen.

2. Deine Hände und Arme bleiben in der schulterbreiten und gestreckten Position, nur der Rest Deines Körpers bewegt sich.

HALBER HANDSTAND
(ARDHA ADHO MUKHA VRKSASANA)

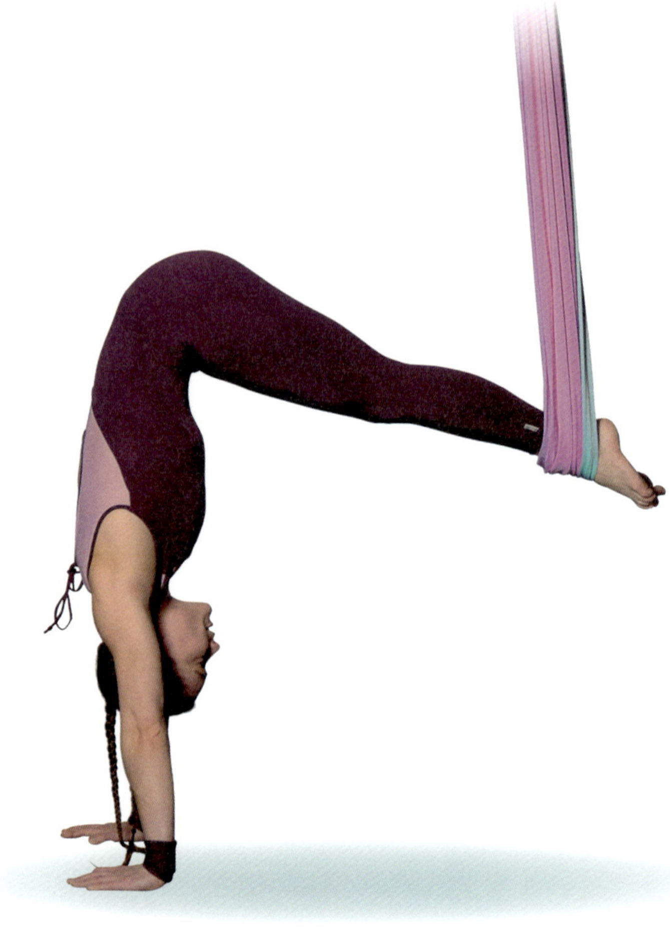

***

Reinkommen

1. Du befindest Dich im Kranich (S. 76).

2. Du bewegst Deine Hüfte über Deinen Kopf, sodass sie eine Linie mit Deinem Oberkörper bildet.

3. Du stützt Dich mit Deinen Füßen unterstützend im Yogatuch ab.

4. Du streckst Deine Beine und balancierst Dich mit Deinen Armen und Füßen aus.

In der Figur

1. In der Figur angelangt, kannst Du langsam wieder in den Kranich gleiten und wieder zurück.

2. Das kannst Du wiederholen, so oft Dir lieb ist.

3. Ist Dir nach noch mehr Input, kannst Du langsame und große Bewegungen von der Stützhaltung, in den Kranich, zum halben Handstand und wieder zurück machen.

Tipp:

1. Strecke Deine Arme und Schultern möglichst gerade, um mehr Stabilität zu erlangen.

2. Diese Figur mit den Bewegungsmöglichkeiten für die Schultern und den Bauch ist eher anstrengend, weshalb Du hier besonders viel Spannung aufbauen solltest.

KAPITEL 7

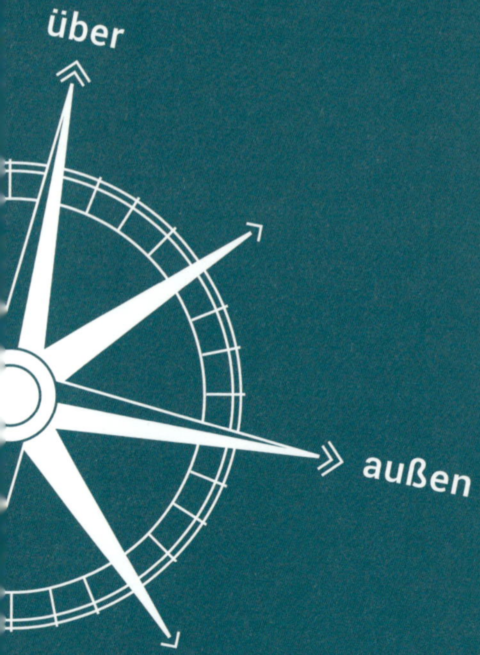

Figuren für Deine Abschlussroutine

Vor der Schlussentspannung werden in diesem letzten Kapitel, als finale kognitive Anstrengung, Deine Koordination sowie Dein Gleichgewichtssinn gefordert. Natürlich darfst Du Dich dabei auch etwas körperlich bemühen, bevor Du Dich in Deinem Yogatuch erholst. ☻

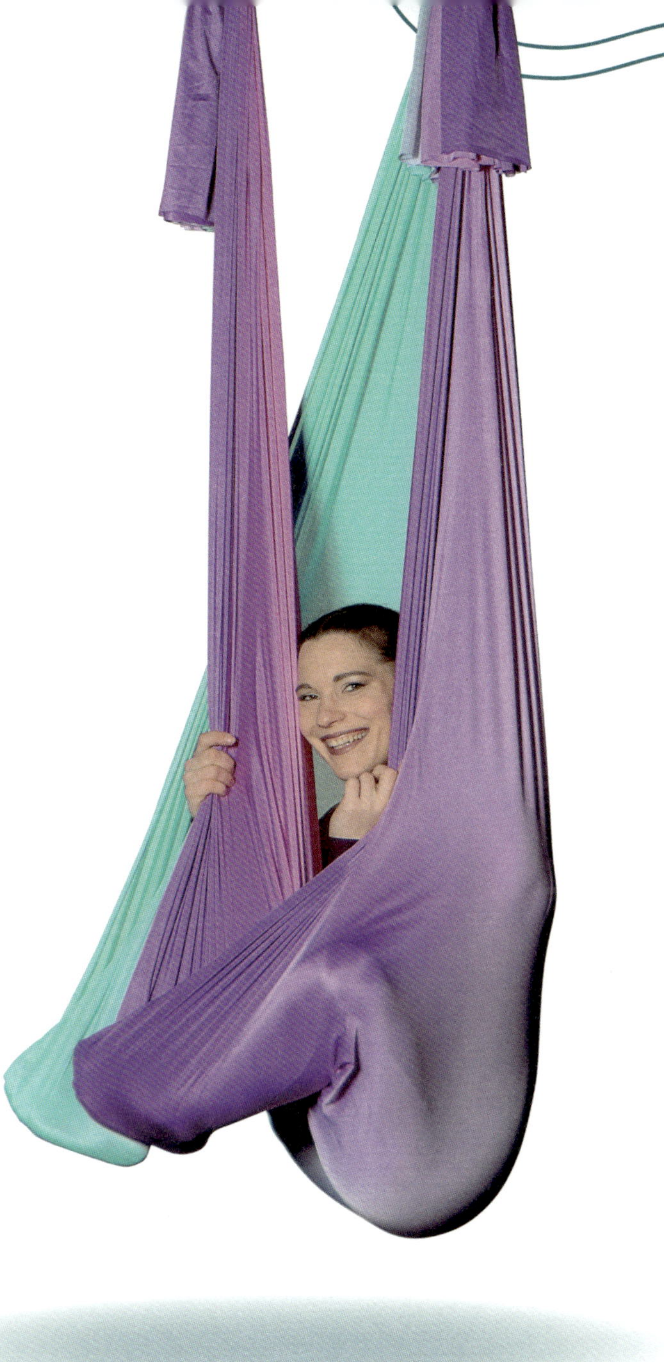

BRETT
(PHALAKASANA)

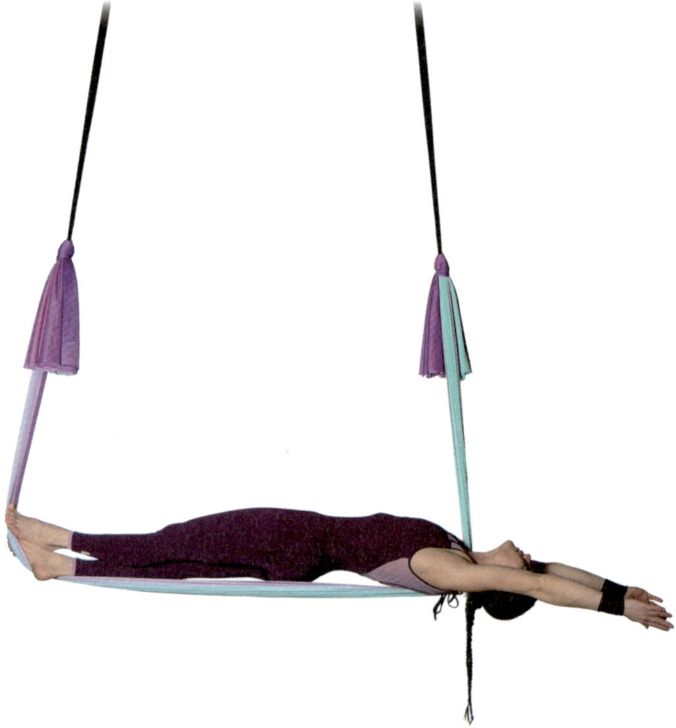

***

Reinkommen

1. Du begibst Dich auf Deine Weise zum Sitzen in das (unaufgefächerte) Yogatuch und kannst nach Bedarf zum Ankommen etwas schaukeln.

2. Du setzt Dich nun seitlich in das (nicht mehr schaukelnde) Yogatuch, sodass Du ein Tuch hinter Deinem Rücken und das andere vor Dir hast.

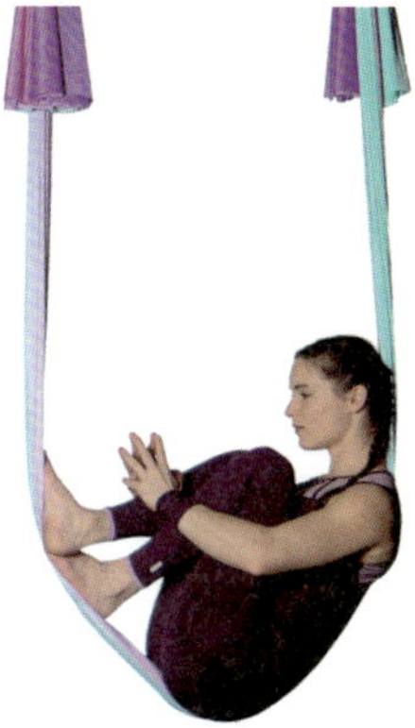

3.

3. Du stellst Deine Füße an das Tuch vor Deinem Bauch.

4. Du hältst Dich an dem Tuch direkt über Deinem Kopf fest.

5. Du stellst Deine Füße jeweils mit den Zehenspitzen nach außen übereinander gegen das Tuch vor Dir.

6. Du positionierst das Tuch hinter Dir zwischen Deinem Kopf und Deiner rechten Schulter.

7. Du streckst Deinen Körper durch und kannst Deine Arme lösen.

7.

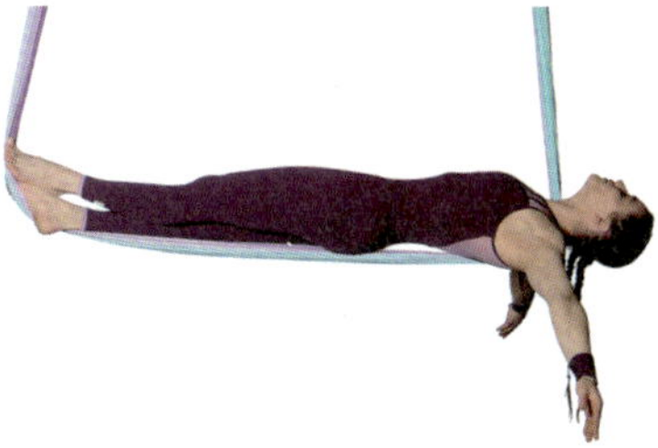

In der Figur

1. Möchtest Du noch mehr Körperspannung aufbauen, kannst Du Deine Arme als Verlängerung Deiner Körperlinie über Deinen Kopf strecken.

2. In dieser Figur kannst Du ein paar Atemzüge verweilen, Dich kurz in Deiner seitlichen Sitzposition entspannen und das Brett ebenfalls mit der linken Schulter halten.

3. Auch diesen Vorgang darfst Du beliebig oft wiederholen. ☻

Tipp:

Diese Figur ist wackelig und erfordert eine gute Körperspannung. Du bist stabiler, je gerader Du Dich hältst.

BAUM
(VRKSASANA)

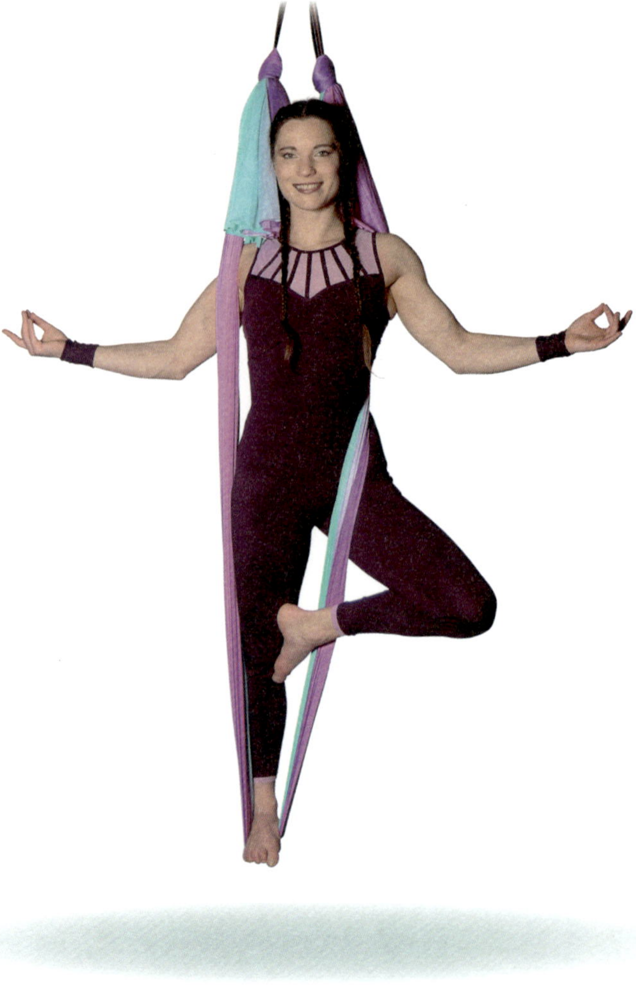

**

Reinkommen

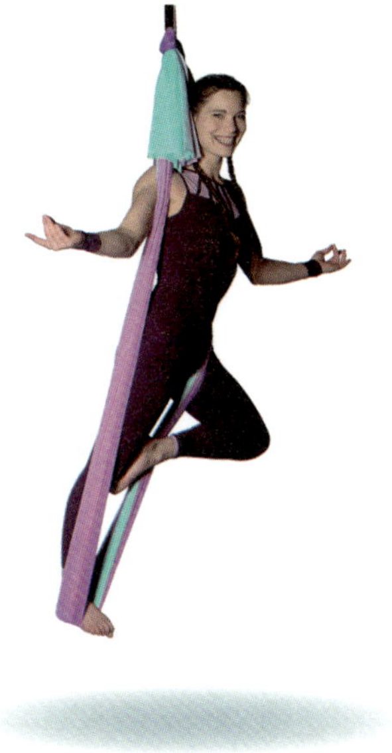

5.

1. Du sitzt im (unaufgefächerten) Yogatuch.

2. Du hältst Dich gut fest und stellst Dich in Dein Yogatuch.

3. Du führst Dein linkes Bein von hinten nach außen vor das linke Tuch, bis Du Deinen linken Fuß auf Dein rechtes Knie stellen kannst.

4. Du hältst Deine rechte Schulter hinter dem rechten Tuch und führst Deine linke Schulter sowie Deinen Kopf durch, vor das linke Tuch.

5. Du kannst nun Deine Arme von den Tüchern lösen, wenn Du Dich sicher fühlst.

In der Figur

1. Besonders in dieser Figur kannst Du üben, unter erschwerten Bedingungen Deine innere Ruhe zu finden.

2. Das Yogatuch schaukelt am Anfang noch etwas hin und her und Du bleibst fest wie ein Baum verwurzelt stehen und genießt Deine eigene Größe.

3. Für mehr Input an Dein Gleichgewichtssystem kannst Du Deine Augen schließen.

Tipp:

Hier ist wirklich Ruhe und Balance gefragt, welche Du findest, wenn Du Deine Gliedmaßen genau wie angeleitet sortiert hast.

KOKON
(BADDHA KONASANA)

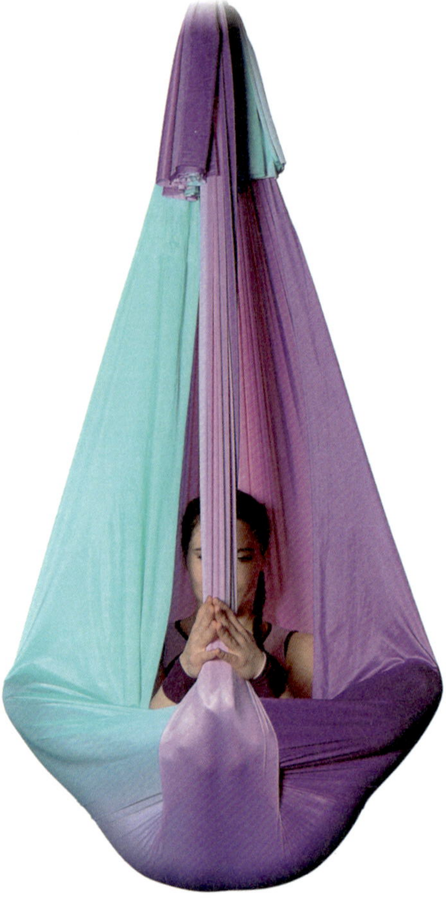

*

Reinkommen

1. Du stehst im Baum (S. 84) und hältst Dich an den Tüchern über Deinem Kopf fest.

2. Du bringst nun Deine Füße zu einem normalen Stand in das Yogatuch und drehst Dich mit Deinem Bauch zu einem Tuch.

3. Du hältst Dich an dem Tuch hinter Dir über Deinem Kopf fest und fächerst es etwas in der Hocke auf.

4. Du setzt Dich in Dein aufgefächertes Yogatuch und streckst Deine gegrätschten und gestreckten Beine jeweils zu den Tuchkanten aus, bis Deine Zehenspitzen etwas rausgucken können.

5. Du führst nun Deine Fußsohlen vor das straffe Tuch vor Dir zusammen, lässt Deine Knie nach außen fallen und atmest ein paar Mal entspannt durch.

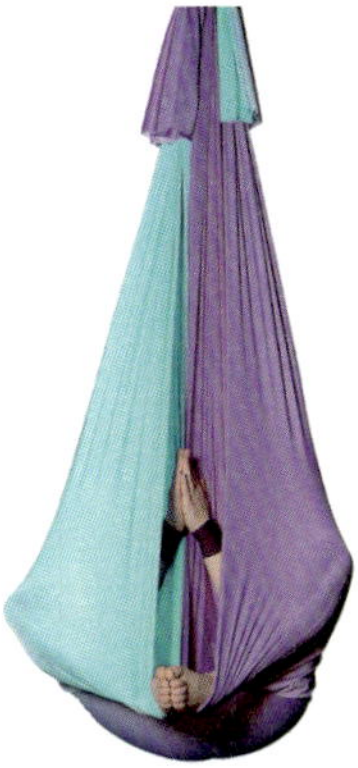

6.

6. Du löst Deine Füße und führst sie mit den Tuchkanten in Deinen Kokon vor das straffe Tuch vor Dir, sodass Du Deine aufeinanderliegenden Fußsohlen oder das Tuch darüber greifen kannst.

In der Figur

1. Du lässt Deine Knie nach unten fallen und ziehst Deine Füße zu Dir ran, um eine angenehme Dehnung Deiner Innenschenkel zu genießen.

2. In dieser Figur kannst Du entspannt sitzen oder Dich sogar ganz in Dein Yogatuch legen um dort für Deine Schlussentspannung zu verweilen, bevor Du, wenn Du soweit bist, wieder den Boden unter Deinen Füßen suchst.

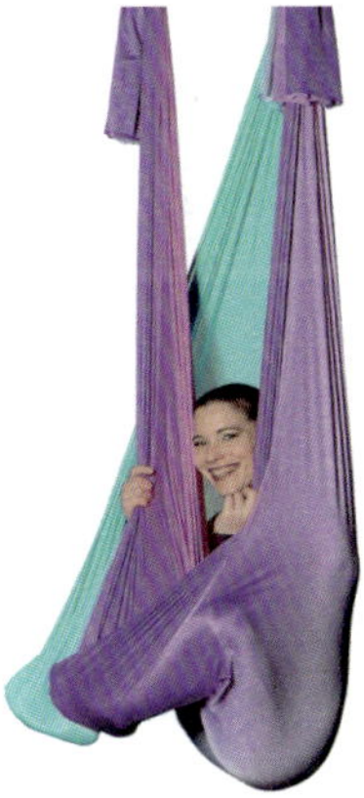

Tipp:

Sitzt Du nicht bequem oder sogar mit einem runden Rücken in Deinem Yogatuch, dann drücke Dich vor Dir zwischen Deinen Beinen mit durchgestreckten Armen ab, um Deine Hüfte etwas nach hinten zu bewegen.

FIGUREN-VERZEICHNIS

AUTORIN

Marlene Kiepke hängt seit 2003 über zahlreichen Bühnen dieser Welt und tritt als Luftakrobatin etwa in Varietés, bei Galaveranstaltungen, Firmenfeiern und Festivals auf.
Seit 2006 lehrt sie Luftakrobatik und gibt weltweit Kurse und Workshops. 2017 schloss sie den Master of Science in Interdisziplinärer Therapie in der Pädiatrie ab, ihren Schwerpunkt legte sie dabei auf Luftakrobatik als therapeutisches Medium.

Neben Studium und Berufspraxis absolvierte Marlene Kiepke den Übungsleiterschein Luftakrobatik. Bei der Amerikanerin Holly L. Johnson schloss sie 2014 die Ausbildung zur Luftyoga-Lehrerin in Indonesien ab. Seit 2020 betreibt sie den Luftakrobatik-Shop, einen Onlinehandel für alles, was das Luftakrobatik-Herz begehrt.

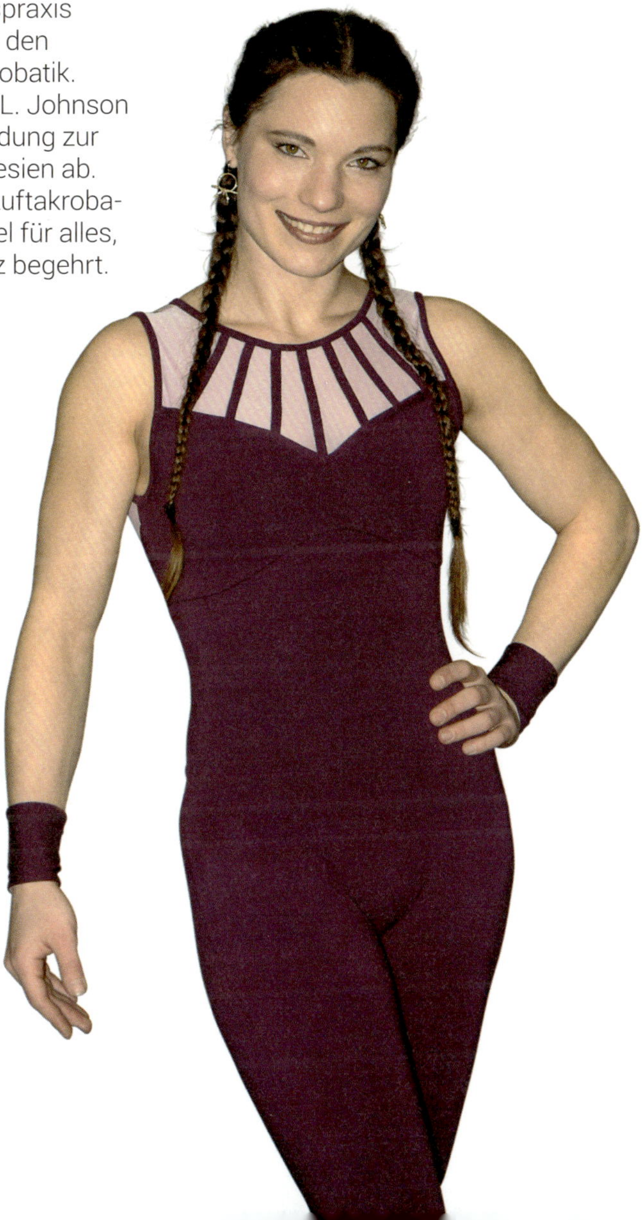

WEITERE BÜCHER VON **MARLENE KIEPKE**

Ich hoffe, dass Du viel Spaß und Freude mit diesem Figurenbuch hast! Wenn Dein Interesse geweckt ist, habe ich hier für Dich weitere Luftakrobatik-Figurenbücher.

So wie meine Figurenbücher findest Du alles, was das Luftakrobatik-Herz begehrt, natürlich auch in meinem Luftakrobatik-Shop.